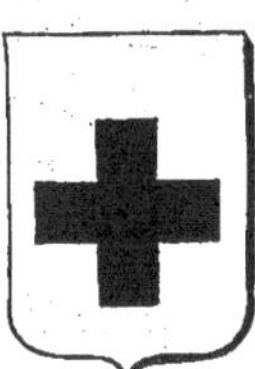

Docteur F.-H. PERRIN ✲, ✿

Médecin Aide-Major de 1re Classe

El-Goléa, Fort Mac-Mahon, 1905-1906. — Compagnie Saharienne de la Saoura, 1906-1907

Médecin de la Compagnie Saharienne de Colomb

QUELQUES INDICATIONS D'URGENCE

A L'USAGE DES

Officiers dirigeant des Ateliers, accompagnant des Caravanes

Commandant des Goums, des Maghzens, des Détachements, des Convois, des Pâturages, des Groupes isolés

SANS MÉDECIN

DESCRIPTION ET EMPLOI D'UNE « GÉBIRA MÉDICALE »

Notice honorée d'une subvention de M. le Gouverneur Général de l'Algérie

Oran. — Imprimerie Typographique et Lithographique L. FOUQUE, rue Thuillier, 4 (place Kléber)

A la Mémoire des Amis et Frères d'Armes tombés aux Champs d'Honneur du Sahara, de l'Oranie, et du Maroc ; à la Gloire de tous les Braves qui ont marqué de leur sang généreux les récentes frontières.

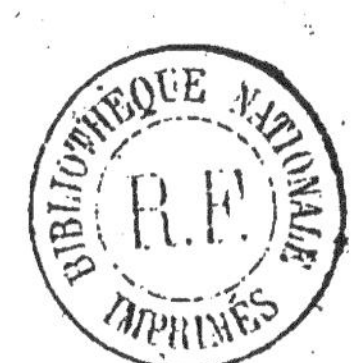

A Monsieur le Général LYAUTEY

Commandant la Division d'Oran

A tous nos Chefs.

A tous nos Camarades.

Mon cher Docteur,

J'accepte bien volontiers la dédicace de votre Notice Médicale. Je vous ai vu à l'œuvre depuis trois ans dans l'Extrême-Sud Oranais, à Beni-Abbès, sur le Haut-Guir, où vous venez de mener une si rude campagne. Nul plus que vous n'a les suffrages de ses chefs, de ses malades, de ses blessés, ces blessés que vous avez à Menabba, soignés sous le feu avec tant de vaillance et de dévouement. Nul n'était mieux qualifié que vous pour apprécier l'importance des premiers soins à donner, en marche, sur le champ de bataille, et pour offrir à cet égard à tout Officier les indications nécessaires pour y pourvoir à défaut de médecin.

Vous avez fait là une œuvre réellement utile et pratique et nous vous en remercions tous.

Général LYAUTEY.

Colomb-Béchar, le 2 Juin 1908.

AVANT-PROPOS

Les exigences sahariennes qui font parfois du médecin un combattant obligent souvent le combattant à devenir lui-même médecin.

Le fractionnement des unités, l'isolement des patrouilles et des groupes, la mobilité des détachements et leur rapidité sont autant de causes qui éloignent nos militaires des secours réguliers sur lesquels ils peuvent ordinairement compter. C'est donc à chacun de s'instruire au bénéfice de tous, et d'apporter son expérience à la solution de ce problème difficile ; **« Assurer, loin de l'ambulance et du médecin, des soins rapides et suffisants à celui qui tombe malade ou blessé dans des régions hostiles. »**

L'unité militaire qui marche au complet peut être suivie d'un convoi et de son matériel réglementaire ; mais les groupes rapides, les pelotons isolés à quelque cent kilomètres, les patrouilles en reconnaissance, les postes mobiles doivent se contenter du pansement individuel qui, s'il est une richesse indispensable, ne suffit pas aux besoins d'une troupe errant fusil en main dans l'aridité déserte et dangereuse des immensités sahariennes.

Il fallait donc imaginer un matériel médical très portatif, très solide et très léger ; devant être conduit partout et dans lequel les officiers chefs de détachement guidés par une « Notice explicative » suffisamment claire et détaillée sauraient trouver sans peine et administrer sans danger les médicaments indispensables que les circonstances pourraient exiger.

C'est dans cet ordre d'idées que M. le Directeur du Service de Santé de la Division d'Oran a imaginé une « Caisse de Secours » prescrite par sa circulaire n° 43[c], du 10 janvier 1907, et rédigé une Notice déterminant son emploi.

L'une et l'autre sont évidemment parfaites pour les convois, les troupes opérant lentement, durant quelques jours, ou celles qui ne sont jamais très éloignées d'un centre médical ; mais si elles doivent servir aux méharistes, qui vivent toujours dans l'isolement, traversent de vastes régions inhabitées, vont même à Taoudéni (2.000 kilomètres) sans médecin, on s'aperçoit que la caisse de secours ne peut être transportée en surcharge à dos de méhari, et que son contenu n'est pas suffisant pour parer même provisoirement à tous les accidents ordinaires.

La vie militaire des Sahariens est trop différente de celle des autres troupes pour qu'on puisse lui appliquer le même matériel médical.

Nos camarades TAILLADE et AUBERT l'ont déclaré avant nous (1), en proposant un

(1) Voir Archives de Médecine et de Pharmacie Militaires.

approvisionnement spécial pour ces troupes si particulières. C'est en reprenant leurs idées et pour répondre au désir de quelques officiers sahariens que nous avons imaginé une sacoche nouvelle que nous appelons : « Gébira médicale » et dont certaines Compagnies sont déjà munies(1). Elle a fait depuis deux ans ses preuves en maintes circonstances : reconnaissances de Tabelbala, de l'Erg-er-Raoui, Bou l'Adam, Sobti-Zerzour, affaires du Chabet-Kerkour et d'El-Hameida ; combats de Menabba, Beni-Ouzien, Bou-Denib, etc., au total plusieurs milliers de kilomètres à la satisfaction de tous. Son volume très réduit 25 centimètres sur 27, son poids très léger (4 kilogrammes) la font considérer comme un chargement facile et négligeable, mais lui permettent néanmoins de contenir les remèdes nécessaires aux maux habituels d'un petit détachement en campagne (2). Cependant si l'on veut en tirer tout le parti possible, il est indispensable que l'Officier qui détient cette sacoche ait une notion suffisante des symptômes ordinaires de ces maux et possède en même temps une connaissance parfaite des ressources thérapeutiques qu'elle met à sa disposition.

C'est pour lui apprendre l'une et l'autre que ces « quelques indications » ont été redigées.

---

(1) M. le Général BAILLOUD, Commandant le XIXe Corps d'Armée a récemment prescrit d'en généraliser autant que possible l'emploi.

(2) Si le détachement se trouvait être d'une certaine importance, deux ou trois gébiras se complétant les unes par les autres, assureraient un approvisionnement suffisant.

Elles n'ont pas la prétention d'être une conférence écrite de Médecine Usuelle, elles ne sont en somme qu'une « **étiquette** » un « **mode d'emploi** » fixé sur notre petit arsenal médical pour :

1° En extraire à temps les prescriptions dictées par les circonstances.

2° Utiliser au mieux les médicaments qu'il renferme.

3° Eviter les erreurs dangereuses.

On y trouvera ici et là l'indication de remèdes que la « **Gébira Médicale** » ne contient pas, mais ils existent dans les caisses de secours des Compagnies montées et des Pâturages, et sont d'un usage fréquent dans la vie courante. Les indications très sommaires de ces quelques pages devant s'étendre spécialement à toutes les formations de troupes sahariennes, il est nécessaire qu'elles soient complètes pour toutes et puissent être toujours utiles.

29 Janvier 1909. Docteur F.-H. PERRIN.

N.-B. — En dehors des Sahariens et d'autres troupes isolées ces « **Quelques Indications** » pourront peut-être rendre des services à tous ceux que la colonisation intensive de ce pays éloigne des centres importants où le médecin donne ses soins.

La « **Gébira Médicale** » peut-être fournie, non garnie des médicaments, par M TURCK, chef armurier de la Compagnie Saharienne de la Saoura à Beni-Abbès. Cette Notice n'y est pas absolument liée et peut s'adapter à n'importe qu'elle autre Pharmacie, Sac de Secours, etc., ayant les mêmes ressources thérapeutiques qu'il faut avoir dans le Sud, et que plusieurs combats et quatre années d'expérience, nous ont montrées nécessaires et suffisantes.

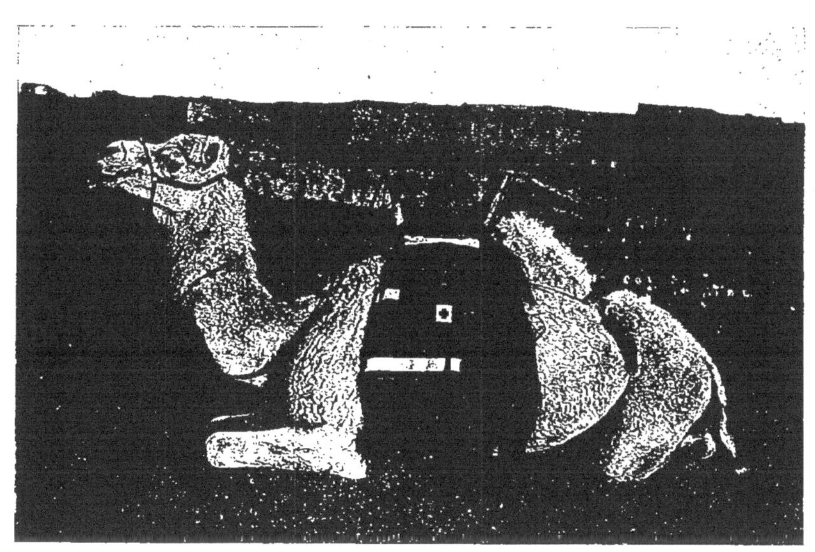

« Gébira Médicale » en surcharge sur un méhari monté

(Cliché Toucas)

DESCRIPTION ET COMPOSITION DE LA « GÉBIRA MÉDICALE »

Description

Elle n'est pas autre chose que la sacoche porte-cartouches réglementaire dans les Compagnies Sahariennes. Des ouvertures nouvelles y ont été faites et elle a été doublée intérieurement d'un cadre en tôle galvanisée pour la rendre indéformable. Large de 25 centimètres, haute de 27, épaisse de 5 1/2, sa forme plate s'adapte parfaitement au flanc d'un animal et ses compartiments intérieurs épargnent au contenu des déplacements préjudiciables. Parfaitement fermée, quoique pouvant s'ouvrir largement, d'une solidité à toute épreuve, elle atteint à peine le poids de 4 kilogrammes lorsqu'elle est complètement garnie.

Les médicaments, instruments et objets de pansement qui entrent dans sa composition ont été réunis d'après les véritables exigences de la vie militaire du Sud ou du Sahara. Ils sont réduits au strict nécessaire, présentés sous une forme pratique qui assure leur conservation, et répondent aux circonstances où ils peuvent être utiles. Le coton, la gaze, les bandes ont été en partie supprimés : chaque saharien, chaque militaire en campagne, ayant toujours sur lui son pansement individuel (1).

(1) Et de plus, pour les indigènes, une certaine quantité de chèche qui, bouilli, peut remplacer la gaze.

Le permanganate de potasse par contre n'a pas été oublié. Les méharistes ont toujours les mains largement souillées par suite du contact incessant de leurs animaux naturellement malpropres ; il leur faut un antiseptique puissant pour leur permettre d'appliquer un pansement dans des conditions satisfaisantes. Par ailleurs, les officiers savent tous très exactement manier ce produit peu toxique et devenu vulgaire depuis quelques années.

Composition

A. — Compartiments supérieurs

Au nombre de trois, ils sont ainsi distribués et garnis.

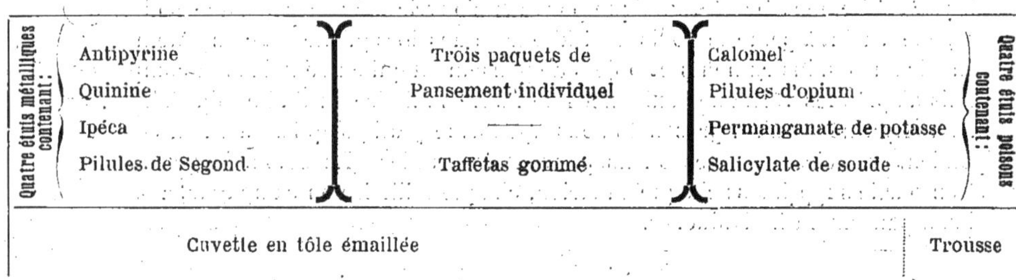

Quatre étuis métalliques contenant :			Quatre étuis poisons contenant :
	Antipyrine Quinine Ipéca Pilules de Segond	Trois paquets de Pansement individuel —— Taffetas gommé	Calomel Pilules d'opium Permanganate de potasse Salicylate de soude
Cuvette en tôle émaillée			Trousse

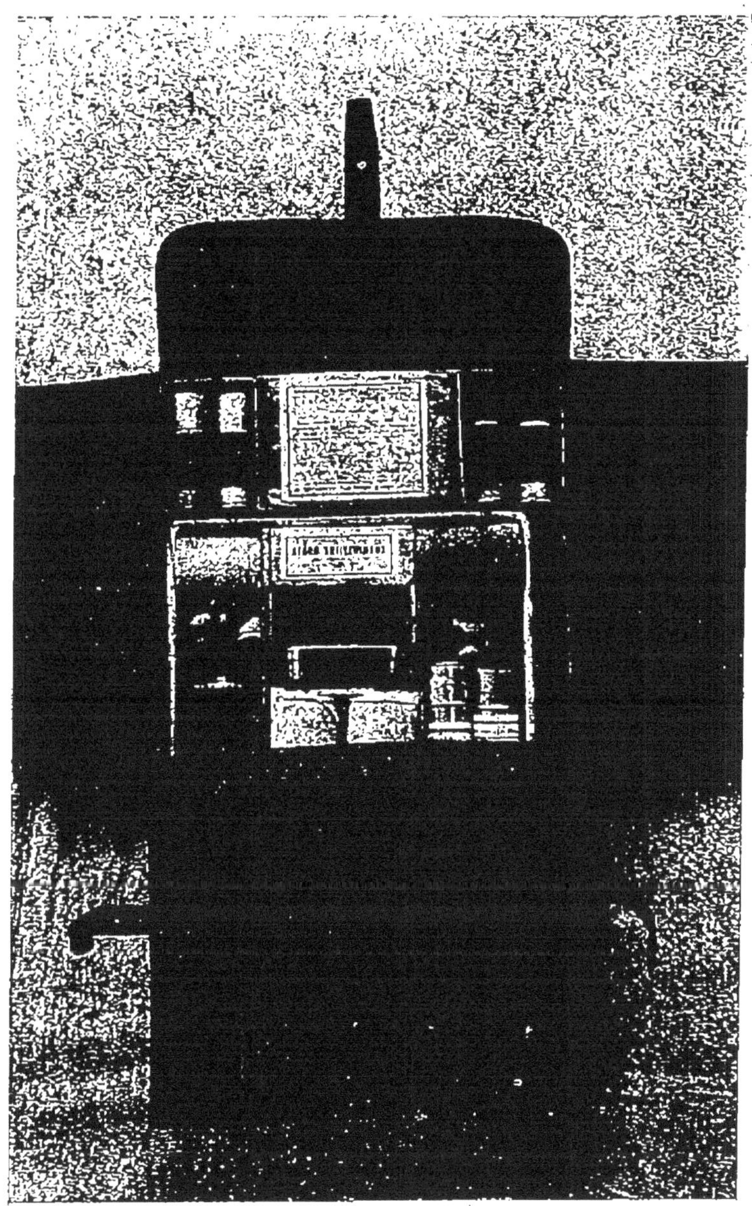

La « Gébira Médicale » ouverte

(Cliché Fabressi).

Ces médicaments sont dosés de la façon suivante :

Antipyrine (paquets, cachets ou comprimés de 0 gr. 50 centigrammes).
Quinine (comprimés de 0 gr. 25 centigrammes).
Ipéca (paquets de 1 gramme).
Pilules de Segond (selon le Codex).
Calomel (paquets ou cachets de 1 gramme).
Pilules d'extrait d'opium (pilules de 0 gr. 05 centigrammes).
Permanganate de potasse (paquets ou comprimés de 0 gr. 25 centigrammes).
Salicylate de soude (paquets ou cachets de 1 gramme).

B. — Compartiment inférieur

Il renferme : 1° **Sur le côté droit** :

Une trousse garnie de :

(A) Un thermomètre à maxima.
(B) Une pince à dissection.
(C) Une paire de ciseaux.
(D) Un bistouri pliant droit.

2° **A gauche** :

Une cuvette rectangulaire en tôle émaillée de 17 centimètres sur 13 centimètres et d'une contenance de un litre et demi[1]. Cette cuvette est elle-même divisée en trois loges verticales au moyen de deux cloisons mobiles.

Elles renferment :

La loge de gauche	La loge du milieu	La loge de droite
Une bande de toile de 3 mètres sur 0,05 centimètres Un flacon d'alcool à 90°. Un pinceau. Un compte-gouttes. Deux compresses de toile.	Un flacon de sérum antivenimeux. Un flacon de teinture d'iode. Une seringue de Pravaz. Deux bandes de toile de 3 mètres sur 0,07 centimètres. Un pansement individuel. Une boîte d'ampoules hypodermiques.	Une bande hémostatique en caoutchouc. Une boîte d'épingles. Une œillère en verre. Un étui de bicarbonate de soude. Un étui de Diachylon et vésicatoires. Deux compresses en toile. Quatre petites bandes en gaze de 3 mètres sur 0,04 centimètres.

(1) C'est le bassin rectangulaire en tôle émaillée n° 4 de la Nomenclature Générale du Service de Santé.

Compartiments de la Cuvette

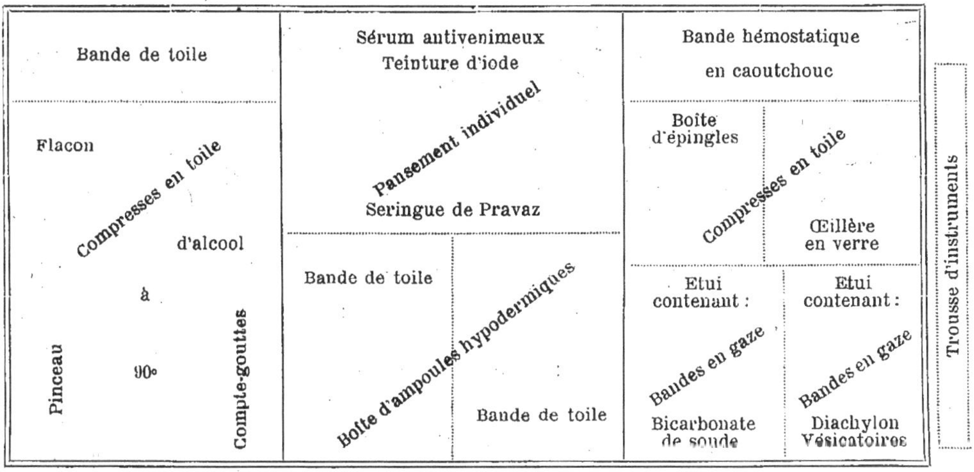

Bande de toile

Flacon

Compresses en toile

d'alcool

à

90°

Pinceau

Compte-gouttes

Sérum antivenimeux
Teinture d'iode

Pansement individuel

Seringue de Pravaz

Bande de toile

Boîte d'ampoules hypodermiques

Bande de toile

Bande hémostatique
en caoutchouc

Boîte
d'épingles

Compresses en toile

Œillère
en verre

Etui
contenant :

Bandes en gaze

Bicarbonate
de soude

Etui
contenant :

Bandes en gaze

Diachylon
Vésicatoires

Trousse d'instruments

Les dénominations en rouge occupent le plan profond.

Les ampoules hypodermiques sont dosées de façon suivante :

Chlorhydrate de Morphine	0 gr. 01 centigramme
Caféine Benzoate de Soude	0 gr. 25 centigrammes
Quinine (Chl. - Bas.) . Analgésine	0 gr. 30 centigrammes 0 gr. 20 centigrammes
Ergotine	1 gramme Extrait d'Yvon
Ether à 66°	1 centimètre cube.

Recouvrant tous ces objets : une grande écharpe triangulaire

De chaque côté du cadre métallique et en dehors : une attelle à fracture

---

Dans la pochette ajoutée sur la paroi antérieure : la présente Notice

---

Poids total : 3 kilogs 950 grammes

La sacoche est fermée par un cadenas

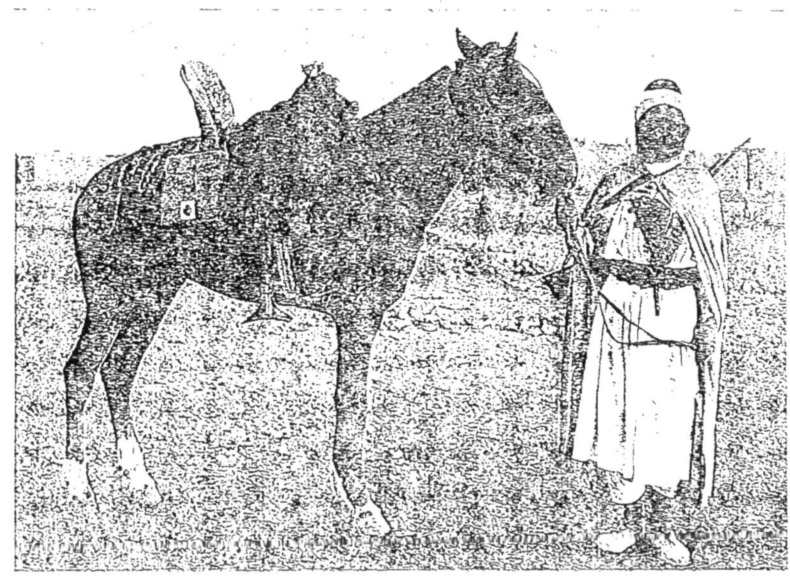

« Gébira Médicale » en surcharge sur un cheval de selle

(Cliché Toucas).

CHAPITRE I

PETITES CONNAISSANCES PRÉLIMINAIRES

Manière de prendre la température d'un malade

Le malade étant couché sur le dos à l'ombre, et le thermomètre ayant été vérifié, reconnu absolument intact, sans bulle d'air et baissé; placer la cuve de l'instrument au plus profond du creux de l'aisselle et contre la paroi thoracique. Ramener ensuite le coude du malade au corps et l'avant-bras demi ployé sur la poitrine : le thermomètre se trouve dans cette situation complètement entouré de chairs et donne une température fixe. Attendre 8 à 10 minutes, puis regarder la colonne mercurielle sur l'instrument en place. On la verra facilement en le faisant tourner sur son axe. Si l'on ne voit pas bien, retirer lentement le thermomètre, le saisir entre le pouce et l'index de chaque main à chacune de ses extrémités, et le faire rouler lentement, comme une cigarette entre les doigts, jusqu'à ce que la bande brillante du mercure apparaisse nettement à l'œil.

Faire attention : les instruments qui ne portent pas le mot **Maxima** au dos, redescendent dès qu'on les retire, on ne peut donc les consulter que sur le malade lui-même.

La température normale de l'homme est d'environ 37° ; à 38° il y a fièvre ; au-dessus de 39° il y a grosse fièvre. D'autre part, un sujet indiquant une température de 35°5 est certainement malade, s'il descend à 35° ou plus bas, son état est grave.

Flambage des récipients et instruments

Partir de ce principe que les cuvettes et les instruments sont toujours souillés de bacilles dangereux que la flamme seule peut anéantir. Disposer les instruments, sauf les lames coupantes[1] dans une cuvette, les arroser de quelques gouttes d' Alcool en ayant soin de boucher et d'éloigner immédiatement le flacon, puis allumer en s'entourant de quelques précautions : l' Alcool étant très inflammable. Prendre ensuite la cuvette sur ses mains et l'incliner en divers sens de façon à ce que le liquide enflammé pénètre dans tous les coins. Laisser ensuite refroidir ; d'ailleurs les objets flambés ne doivent plus être touchés avant le :

Nettoyage médical des mains

Il vaut mieux ne pas faire un pansement que de l'appliquer avec des mains malpropres.

(1) Les ciseaux et bistouris sont seulement passés deux ou trois fois dans la flamme, l'acier se brûlant très facilement.

Après les avoir abondamment et longuement savonnées à l'eau chaude, les ongles étant surtout parfaitement nettoyés, on les frotte énergiquement avec un tampon de ouate imbibé d'alcool, ensuite on les plonge quelques minutes dans une solution de Permanganate de potasse, 1 gramme pour 1 litre d'eau (soit 4 paquets ou comprimés de 0 gr. 25 centigr. pour les deux tiers de la cuvette de la sacoche). Enfin un aide badigeonne l'extrémité des doigts et les ongles avec de la Teinture d'iode.

Lorsque c'est fait on ne doit plus toucher que les objets de pansement.

Pansement sec

(Utilisation du paquet de pansement individuel)

Les dernières guerres ont démontré que c'était le seul à employer sur le champ de bataille, et c'est aussi le meilleur pour toutes les blessures récentes non encore enflammées[1].

Exécution. — La cuvette et les instruments flambés, les mains propres, ont fait ouvrir un pansement individuel par un aide qui n'en doit toucher que les enveloppes (toile grise et tissu jaune).

La Teinture d'iode a été sortie ou préparée comme il est dit page 89 ; on y trempe l'extrémité du pinceau destiné à cet usage et l'on badigeonne abondamment les bords de la plaie.

(1) Tous les blessés de la Colonne Vigy, à Menabba, Beni-Ouzien et Bou-Denib ont été traités de cette façon. Bien que les pansements aient dû être faits dans des conditions défavorables, les infections ont été extrêmement rares et les résultats excellents.

Si la teinture d'iode manquait, le Pétrole ordinaire peut la remplacer[1]. Lorsque c'est fait, on saisit délicatement par les bords, en la touchant le moins possible, l'étoupe entourée de sa gaze et on l'applique sur la plaie. On la recouvre ensuite de la compresse et le tout est assujetti au moyen de la bande et des épingles que renferme également le pansement individuel.

Recommandations. — L'imperméable des pansements ne doit pas être utilisé dans ce cas. Un seul pansement peut être divisé pour deux plaies.

Le pinceau à teinture d'iode doit être, après son usage, immédiatement lavé à l'alcool et réintroduit dans son tube de caoutchouc.

Pansement humide

Faire dissoudre 0 gr. 25 centigr. de Permanganate de potasse dans un litre d'eau (soit le contenu d'un paquet ou un comprimé dans les deux tiers de la cuvette préalablement flambée). Faire ouvrir un pansement individuel, en extraire l'étoupe purifiée et la compresse de gaze, les tremper largement dans la solution ; les appliquer sur la plaie, la compresse d'abord, l'étoupe ensuite (on peut recouvrir de l'imperméable), enfin assujettir avec la bande et les épingles sans serrer.

Recommandations. — Les pansements humides doivent être renouvelés tous les jours si possible. Si l'on s'apercevait que la peau macère, qu'elle devienne blanche, gonflée et

(1) Guerre Russo-Japonaise.

ridée, on supprimerait l'imperméable, s'il en avait été mis, ou bien l'on ferait un pansement sec.

Injections hypodermiques

Sortir de la sacoche, la seringue de Pravaz, le médicament à injecter, la teinture d'iode, l'alcool, l'œillère en verre et l'étoupe purifiée d'un pansement individuel, puis vérifier la seringue. Pour cela, en fermer très exactement l'ouverture avec le pouce gauche et tirer le piston de la main droite, le corps de l'instrument étant maintenu par l'index et le médius gauches qui l'enserrent entre eux. Si l'étanchéité est parfaite, le piston doit immédiatement revenir à la position du vide. Lorsqu'il n'y revient pas, démonter la seringue et faire tremper la rondelle du piston (cuir, caoutchouc ou amiante) dans l'eau chaude. La seringue hypodermique étant un instrument d'extrême urgence qui doit toujours être prêt à fonctionner, les sacoches sont munies de seringues en verre dites de Lüer qui, si elles ne sont brisées, restent continuellement en état d'être instantanément utilisées. Elles ont le faible inconvénient de se coller si l'on n'a pas eu soin de les nettoyer après la dernière injection ; cet accident est sans importance et cède à quelques gouttes d'Alcool versées autour du piston par le gros orifice de l'instrument : l'alcool descend dans l'émeri et dissout le médicament, cause de l'adhérence. La seringue, reconnue bonne, vérifier l'aiguille. Retirer le fil de métal qui doit toujours occuper son conduit et s'assurer si la pointe n'est pas émoussée ou recourbée. Enfin n'employer qu'une aiguille brillante et polie.

Asepsie des instruments

Verser quelques gouttes d' Alcool dans l'œillère, les allumer en éloignant le flacon. Passer deux ou trois fois dans la flamme l'aiguille en la tenant par l'extrémité qui s'adapte à la seringue. Passer seulement, ne pas l'arrêter dans la flamme. L'aiguille flambée ne devra plus être touchée; la laisser pointe en bas dans l'œillère après que tout l'alcool est brûlé. Quant à la **seringue,** elle sera **bouillie** rapidement dans une petite quantité d'eau.

Où doit se faire la piqûre

Les injections hypodermiques doivent toujours se faire **à la face externe** du bras, à l'endroit où l'on vaccine, ou bien **sous la peau du ventre,** au milieu de l'espace compris entre l'ombilic et l'os de la hanche. Lorsqu'on en doit pratiquer plusieurs dans la même journée et surtout si c'est avec des médicaments différents, il est nécessaire de varier le lieu de la piqûre.

Nettoyage de la peau

Le point où se fera l'injection arrêté, en nettoyer la peau au moyen d'un tampon de coton imbibé d' **Alcool,** puis y passer une légère couche de **Teinture d'iode.**

Ouverture des ampoules médicamenteuses

Sortir toutes les ampoules de leur boîte, lire et relire l'étiquette de celle que l'on cherche; faire délicatement à chacune de ses extrémités, à un ou deux millimètres de la pointe, un léger trait au moyen de la lime. Rompre l'une des pointes entre les doigts, puis tenir l'ampoule verticale au-dessus de l'œillère l'extrémité brisée et ouverte en bas. Détacher de la même manière la pointe qui est en l'air: la solution hypodermique coulera naturellement dans l'œillère. Si celle-ci se trouvait par hasard inutilisable ou si l'ampoule n'avait qu'une pointe, on peut aspirer le médicament directement dans l'ampoule par une ou la seule extrémité ouverte. Lorsqu'il s'agit de **Serum antivenimeux**, il n'y a qu'à verser du flacon dans l'œillère, toutefois il est bon de **flamber** légèrement le **goulot du flacon** avant de le déboucher, le liquide peut en effet se souiller en passant sur les bords non stérilisés. Il est aussi quelquefois possible de puiser directement dans le flacon en aspirant avec la seringue, mais il faut une certaine habitude, un aide intelligent et quelques précautions en plus.

Piqûre et Injection

La main gauche étant bien appuyée sur la région avoisinant celle que l'on a nettoyée, pincer entre le pouce et l'index un bon pli de toute l'épaisseur de la peau et le soulever. Il se formera en avant des deux doigts un triangle dont le sommet répondra à leur réunion et dont la base se confondra avec le plan superficiel du membre ou de la région. C'est au milieu de la base de ce triangle, très souvent déprimé chez les sujets maigres, que doit être enfoncée l'aiguille. Il faut la saisir solidement par l'embout entre le pouce et l'index droits et la pousser doucement, mais sans crainte, exactement selon le grand axe du pli lui-même. On doit sentir brusquement la résistance vaincue : l'aiguille est alors arrivée dans le tunnel sous cutané que forme le pli ; on l'enfonce encore un peu, puis on laisse retomber ce pli en desserrant les doigts. Si la piqûre est très douloureuse, si la résistance à la pénétration est continue, retirer l'aiguille : il est probable qu'on l'a dirigée dans l'épaisseur même de la peau au lieu de l'enfoncer au-dessous.

L'aiguille placée, emplir la seringue par aspiration en ne plongeant dans la solution que le strict nécessaire de son extrémité qui a été précédemment flambée. Ensuite chasser l'air de l'instrument, en tenant son orifice en haut et en poussant verticalement le piston : lorsque le liquide sort, il n'y a plus d'air. Enfin introduire l'extrémité de la seringue dans l'embout de l'aiguille, fixer exactement l'une dans l'autre et appuyer doucement sur le piston : la solution doit pénétrer sans effort. Lorsque tout le liquide a été injecté, retirer d'un seul coup et rapidement l'aiguille et la seringue. Enfin coller un morceau de taffetas gommé sur le point de piqûre. Cette obturation n'est pas indispensable.

On peut faire avec le doigt un peu de massage sur la tuméfaction que produit immédiatement sous la peau le médicament introduit : cette manœuvre superflue est quelquefois très douloureuse.

Recommandations. — Lorsqu'on se trouve dans l'obligation d'administrer une quantité de liquide supérieure à la capacité de la seringue, il n'y a qu'à la remplir autant de fois qu'il est nécessaire et la vider coup sur coup dans l'aiguille qu'on laissera en place jusqu'à la dernière injection.

La seringue devra être soigneusement lavée à l'eau bouillie après chaque opération et son piston graissé s'il n'est pas en verre.

Ne pas omettre de nettoyer aussi l'aiguille et de replacer dans son conduit le fil de métal qui doit toujours y être. Enfin l'étui qui contient la seringue ne doit pas être vidé du coton qui fait rembourrage et protège l'instrument.

Respiration artificielle

Préparatifs

Le sujet étant couché sur le dos, la tête un peu basse et les épaules soulevées par un vêtement roulé en dessous, assurez-vous si la gorge est libre après avoir ouvert la bouche avec le manche d'une cuillère ou un gros sou, un morceau de bois, etc., insinué latéralement entre les dents. Pour bien voir, tirez la langue au dehors soit avec une pince, soit avec vos doigts frottés de terre ou couverts d'un mouchoir. Regardez au fond de la bouche et enlevez rapidement les « corps étrangers » qu'il pouvait y avoir, puis maintenez la bouche ouverte avec un objet quelconque, un bouchon de préférence introduit entre les molaires. Mettez-vous ensuite à votre aise; placez-vous en arrière du sujet, un genou de chaque côté de la tête, et commencez les mouvements suivants :

Mouvements

Premier temps. — Saisissez à droite et à gauche les avant-bras du malade près du coude en les maintenant à moitié ployés. Amenez-les sur les côtés du thorax et en avant les mains réunies et pressez très fort sur la cage thoracique pour en chasser l'air.

Deuxième temps. — Faites glisser ensuite vos deux mains sur les avant-bras du sujet et prenez ses poignets. Ecartez-les et faites-leur décrire un large demi-cercle latéralement en déployant au maximum les bras et la poitrine, enfin réunissez-les, toujours étendus, en arrière de la tête, dans l'axe du corps et faites-leur toucher terre. Vous entendrez en ce moment l'air entrer dans le larynx : vous aurez accompli au total, expiration au premier temps, inspiration au deuxième : une respiration complète. Vous n'avez alors qu'à ramener les coudes au thorax et à recommencer le premier temps. Ne vous pressez pas ; vous ne devez pas faire plus de 16 ou 17 respirations par minute. Pendant que vous peinez ainsi, des aides peuvent frictionner le malade avec des linges chauds, du crin ; lui faire des injections de Caféine (une ampoule) ; d'Éther (une ou deux ampoules ou seringues), lui appliquer des sinapismes, des sachets de sable brûlant devant le cœur ou la poignée d'une baïonnette plongée quelques minutes dans un liquide bouillant. Lorsque vous serez fatigué, faites-vous remplacer et si vous êtes seul, abandonnez la respiration artificielle pour la :

Traction rythmée de la Langue

Mettez le sujet dans la position précédemment décrite (v. p. 25) s'il n'y est pas déjà, maintenez la bouche ouverte, **saisisssez la langue** soit avec une pince, soit avec vos doigts, tirez-là légèrement au dehors et **rentrez-là** alternativement **à raison de 16 ou 17 tractions par minute.** C'est tout : ce seul mouvement suffit souvent à ramener à la vie des asphyxiés que l'on croyait perdus.

On peut combiner la respiration artificielle et la traction rythmée de la langue si le nombre des aides est suffisant. En ce cas, tandis que l'un pratique les mouvements des bras, l'autre s'occupe de la traction rythmée. Ce dernier aura soin de laisser rentrer la langue au moment où les bras seront ramenés au corps pour faire une nouvelle compression du thorax.

Mettre de temps en temps son oreille sur la poitrine et écouter le cœur. **Ne pas perdre patience** : la respiration artificielle et la traction rythmée de la langue doivent être continuées pendant plusieurs heures. Surveiller ensuite attentivement le sujet durant quelques jours.

Ventouses

Disposez dans un petit verre (verre à thé, verre à bordeaux commun) un large flocon de coton très fin. L'étendre, l'aérer, le rendre aussi mince que possible. En son absence un papier très fin peut le remplacer. Y mettre le feu. Au moment où le verre parait rempli de flammes, vous le retournez et en appliquez délibérément l'orifice sur la peau en appuyant un peu. Laissez la ventouse en place de 8 à 10 minutes.

Pour l'enlever, saisissez le fond du récipient de la main droite, déprimez la peau avec le pouce gauche le long du bord gauche et renversez le verre à droite.

Ventouses scarifiées. — Après avoir appliqué une première ventouse comme ci-dessus, vous incisez légèrement l'épiderme en quelques traits sur le cercle violacé qui s'est formé, puis vous posez exactement à la même place une deuxième ventouse semblable à la première. Laissez 10 minutes et enlevez.

Lorsque le sang sera essuyé, vous panserez les incisions avec un morceau de gaze très propre que vous étalerez dessus.

Les ventouses prennent mal sur les régions couvertes de poils.

Massage

Après avoir enduit le membre ou la région à masser d'un corps gras quelconque ou de Talc, appliquer la paume des mains dessus aussi exactement que possible ; puis très doucement glisser les mains en appuyant légèrement dans le sens de la circulation des veines, c'est-à-dire des extrémités au cœur. Augmenter progressivement l'intensité de la pression et l'ampleur du mouvement. On finira à un moment donné par saisir à pleines mains un groupe de muscles ou toute une articulation ; et les doigts se moulant exactement sur les inégalités rencontrées dans le mouvement, on aura l'impression d'exprimer, de vider la région massée du sang qu'elle contient.

Observations. — Le massage peut durer indéfiniment : il ne doit jamais être douloureux.

Pose d'un vésicatoire ; d'un sinapisme

Laver soigneusement la région et l'essuyer.

Découper un carré d'environ cinq centimètres de côté d'un vésicatoire d'Abbespeyres. Enlever le papier qui recouvre sa face active ; chauffer cette face quelques instants au-dessus d'une flamme ou d'un foyer quelconque ; appliquer le vésicatoire en l'étalant le mieux possible sur la peau ; le recouvrir enfin de coton et d'un bandage. L'enlever délicatement quand il a bien donné, c'est-à-dire quand il y a autour et sous lui des cloques pleines de liquide : crever ces cloques avec une épingle flambée et faire un pansement sec très propre.

Pour poser un sinapisme il n'y a qu'à le tremper quelques secondes dans l'eau tiède, puis l'appliquer exactement sur la peau et l'y maintenir par un bandage quelconque. On le retire dès que la douleur qu'il produit est intolérable, et au bout de quelques heures seulement s'il a pû être conservé.

CHAPITRE II

ÉNUMÉRATION - SYMPTOMES TRAITEMENT

des Principales Affections que peuvent présenter, au Sahara, les Détachements isolés

Ces affections sont susceptibles d'être groupées en deux classes : Dans l'une se rangent les maladies internes dont tout l'organisme se ressent, et celles qui, s'attaquant spécialement à un organe caché, ne laissent pas voir au simple regard les désordres qu'elles y causent. Leurs symptômes extérieurs sont seuls immédiatement perceptibles.

Dans l'autre, prennent place les lésions externes, que l'œil découvre facilement et que la main peut atteindre sans effort ni intermédiaire.

Les premières sont obscures. Elles exigent, pour être reconnues de suite et traitées normalement, une expérience clinique que des études spéciales doivent seules donner ; néanmoins, il est facile à quiconque est prévenu et veut observer, de les attaquer dans leurs symptômes dominants et souvent d'atténuer la gravité possible de leur évolution ultérieure.
La guérison des autres est avec de la propreté, de l'attention et du sang-froid, autant sous la dépendance des premiers soins d'urgence que du traitement professionnel qui leur sera appliqué dans la suite.

Nous allons les passer successivement en revue dans leur groupe respectif et nous terminerons ce petit chapitre de Pathologie schématique par un paragraphe spécial réservé aux « Accidents à Retentissement général » c'est-à-dire ceux qui débutent localement, intéressent ensuite tout l'organisme et glissent indifféremment d'une classe dans l'autre, selon les manifestations du moment.

A

MALADIES INTERNES

Mal de Tête commun

Symptômes. — Sensation de lourdeur, de tension dans le cerveau, malaise général ; nausées et vertiges quelquefois. Ce n'est le plus souvent qu'un symptôme annonçant le début d'une maladie ou l'accompagnant : grippe, embarras gastrique, accès de paludisme, rhume de cerveau, simple constipation, etc. Il peut aussi précéder une insolation, un coup de chaleur, une crise nerveuse.

Traitement. — Si le thermomètre indique de la fièvre ; si la langue est blanche, sale ; s'il y a de la constipation et que l'appétit soit supprimé, donner un purgatif salin : Sulfate de magnésie ou de soude 30 grammes. A défaut : Calomel 1 gramme. Si la fièvre est élevée (39°) faire prendre : Quinine 1 gramme ; si elle persiste évacuer le malade.

Observations. — Le mal de tête de l'accès de fièvre paludéenne est le plus souvent brusque ; il est immédiatement accompagné de frissons pendant lesquels le thermomètre bien placé monte rapidement. (Voir : Paludisme page 40).

Migraine

Symptômes. — Mal de tête souvent violent, **éclatant par accès,** se localisant de préférence au-dessus des yeux et vers les tempes. Ne s'accompagne ordinairement pas de fièvre bien marquée. Résulte souvent de mauvaises digestions et se voit surtout chez les nerveux.

Traitement. — Donner : Antipyrine 1 gramme ou 1 gr. 50 centigr. A défaut : **Quinine** 0 gr. 50 centigrammes.

Amygdalite — Angine

Symptômes. — Douleurs à la gorge en avalant ; ganglions du cou reconnus au toucher congestionnés et sensibles au-dessous de l'angle postérieur de la mâchoire. Rougeur vive du fond de la bouche, tuméfaction des amygdales et de la luette. Fièvre, inappétence, courbature, mal de tête.

Pour bien voir le fond de la gorge, asseoir le malade en face de soi, la bouche grande ouverte vers la lumière, introduire et appuyer solidement sur le dos de la langue le manche d'une cuillère en disant au sujet de crier plusieurs fois de suite ah! ah! ah! Il est bon de se mettre à l'abri de ses expectorations possibles en regardant de côté et d'un peu loin.

Traitement — Badigeonnage à la **Teinture d'iode** autour du cou ; badigeonnage de la gorge elle-même avec un mélange de Glycérine 20 grammes et Teinture d'iode 2 grammes. Gargarismes chauds, ne pas avaler, avec Chlorate de potasse 10 grammes dissouts dans un demi-litre d'eau, ou mieux Permanganate de potasse 0 gr. 25 centigr. pour un litre et demi d'eau bouillie. Contre la fièvre donner 0 gr 50 centigr. de Quinine.

Observations. — Si le malade a la respiration gênée ; s'il y a des dépôts blanchâtres sur les amygdales Si celles-ci sont très gonflées, surtout d'un côté; et comme poussées par un abcès formé derrière : évacuer rapidement le sujet avec tous ses effets personnels. L'angine apparait au début de la diphtérie, de la fièvre scarlatine et de la syphilis : dans ce dernier cas, il n'y a pas de fièvre et très peu de douleur.

Laryngo-bronchite

Symptômes. — Courbature générale, fièvre, points de côté. Enrouement, extinction de voix, toux opiniâtre surtout la nuit ; crachats épais, purulents. Ces symptômes éclatent brusquement après un refroidissement, souvent une nuit passée sur le sable.

Traitement. — Teinture d'iode autour du cou et devant la poitrine ; une pilule d'Extrait d'opium de 0 gr. 05 centigr. le soir, si la toux est violente la nuit. Deux ou trois Pilules de Segond dans la journée. Boissons chaudes. Quinine 0 gr. 50 centigr si la fièvre est élevée (39°). On peut aussi chaque jour mettre dans le dos et sur la poitrine quelques ventouses (voir page 28) qui seront scarifiées si l'oppression est violente et la douleur localisée.

Observations. — S'il y a du sang dans les crachats. Si le sujet est très oppressé. Si la fièvre se maintient élevée et qu'il y ait dans la poitrine ou le dos un point précis où la douleur soit très vive : évacuer rapidement le malade après lui avoir appliqué un vésicatoire (voir page 29). Craindre la tuberculose, la pleurésie et la pneumonie. La laryngite syphilitique n'est ni fébrile, ni douloureuse ; elle se distingue cependant de l'extinction de voix ordinaire en ce qu'elle est moins subite, moins complète et dure plus longtemps.

Gastralgie

Symptômes. — Douleurs sous forme d'accès au creux de l'estomac. Pas de fièvre.

Traitement. — Une pilule d' **Opium** de 0 gr. 05 centigr. Quelques gouttes d' **Éther** sur un morceau de sucre. Si l'accès est très douloureux et s'il persiste, injecter sous la peau (voir page 21) le contenu d'une ampoule de **Morphine** et évacuer le malade. On peut essayer aussi le massage du creux de l'estomac et l'application de linges chauds : ces moyens réussissent quelquefois.

Dyspepsie — Maux d'Estomac

Symptômes. — Perte de l'appétit ; digestions pénibles, douleurs à l'épigastre, renvois gazeux, acides ou bilieux.

Traitement. — Un gramme d' **Ipéca** pris le matin à jeun en 3 fois à cinq minutes d'intervalle ; entre chaque prise donner un verre d'eau tiède. Ensuite faire prendre un nouveau verre d'eau après chaque vomisssement : on pratiquera de la sorte un véritable lavage de l'estomac. S'il y a des renvois acides, les repas devront se terminer par deux grammes de **Bicarbonate de soude** dans un verre d'eau. Eviter les mets relevés, les viandes faisandées et les alcools.

Grippe — Embarras gastrique

Symptômes. — Perte de l'appétit, bouche mauvaise, pâteuse, langue sale, blanche ; maux de tête, nausées, vertiges, fièvre, constipation ou diarrhée.

Dans la grippe le début est brusque, la courbature est très accentuée et il y a toujours un peu d'inflammation des voies respiratoires.

Traitement. — Si les troubles intestinaux dominent, s'il y a constipation ou diarrhée : donnez pendant deux ou trois jours de suite, le matin à jeun, 10 grammes de **Sulfate de magnésie** ou de **Sulfate de soude** ou la moitié d'un paquet de **Calomel** (soit 0 gr. 50 centigr.).

Si les fonctions intestinales s'accomplissent bien et que l'estomac paraisse surtout malade, administrez un gramme d' **Ipéca** en trois fois, comme il est dit à l'article dyspepsie. Vous pourrez donner le lendemain à jeun une purge de 40 grammes de **Sulfate de magnésie** ou de **Sulfate de soude**, ou un paquet de **Calomel** de 1 gramme. S'il y a de la fièvre : 0 gr. 50 centigr. de **Quinine**.

Observations. — Lorsque la fièvre se maintient élevée, si le malade a des saignements de nez, des gargouillements dans le ventre à droite, de la diarrhée jaune très fétide et un état général mauvais avec insomnie et cauchemars : l'évacuer rapidement.

Coliques sèches

Symptômes. — Douleurs souvent violentes dans le ventre et quelquefois localisées à un point nettement défini. La colique simple due au froid ou à des fermentations gazeuses ne donne pas de fièvre.

Traitement. — Une ou deux pilules d' **Extrait d'opium** de 0 gr. 05 centigr. dans la journée. Ceinture de flanelle peu serrée. Si les coliques sont journalières et s'accompagnent de gaz répétés : donner trois jours de suite le matin à jeun 10 grammes de **Sulfate de magnésie** ou de **Sulfate de soude** ou 0 gr. 50 centigr. de **Calomel** (la moitié d'un paquet). Prescrire au malade de boire le moins possible. En cas de douleur atroce faire une injection de **Morphine** (1 ampoule).

Recommandations. — Si la douleur est localisée dans le côté droit du ventre en un point très net également distant du nombril et de l'os de la hanche droite ; si le malade vomit ou a envie de vomir ; s'il a de la fièvre ; si son ventre est ballonné, tendu, avec la peau douloureuse ; si enfin il n'est pas allé aux feuillées depuis quarante-huit heures et n'a laissé passer aucun gaz, l'évacuer immédiatement en lui donnant des pilules d' **Extrait** d'opium de 0 gr. 05 centigr. à prendre en route. Le transporter très doucement.

Diarrhée simple

Symptômes. — Coliques. Ventre douloureux à la pression, fatigue générale, mauvaise bouche, selles liquides et fréquentes. La diarrhée peut exister sans coliques. Elle apparaît souvent à la suite d'un refroidissement et des premières chaleurs. La viande faisandée et l'eau de certains puits l'occasionnent fréquemment aussi.

Traitement. — Ceinture de flanelle. Donner deux pilules d'**Extrait d'opium** de 0 gr. 05 centigr. à six ou huit heures d'intervalle, ou deux paquets de **Sous-nitrate de bismuth** de 2 grammes chacun. Si la diarrhée persiste plus de trente-six heures, faites prendre chaque jour six **Pilules de Segond** à raison d'une toutes les deux heures et surveillez attentivement l'état général.

Observations. — S'il y a du sang dans les selles, songez à la :

Dysenterie

Symptômes. — Douleurs abdominales, spontanées et à la pression. **Diarrhée glaireuse** avec du sang, soit pur, soit mélangé à des graisses et de la **« raclure de boyaux ».**

Traitement. — Le premier jour donnez 1 gramme d' **Ipéca** en trois paquets avalés coup sur coup à cinq minutes d'intervalle. Les jours suivants six **Pilules de Segond,** une toutes les deux heures. S'il y a des coliques très douloureuses : une pilule d'**Extrait d'opium** de 0 gr. 05 centigr. Evacuer le malade avec tous ses effets personnels.

Observations. — Assigner au dysentérique des feuillées à part. Faire bouillir l'eau de boisson ou la traiter comme il est dit page 87. Enfin déplacer le camp.

Accès de Fièvre — Paludisme

Symptômes. — L'accès débute souvent, après quelques heures de malaise, par un long frisson avec mal de tête, violent ou douleurs au creux de l'estomac. Le thermomètre placé monte très vite, la peau du malade est brûlante. Cet état se maintient un temps variable, puis brusquement une abondante transpiration s'établit, la température tombe. Ordinairement le sujet revient en vingt-quatre heures à son état normal ou peu s'en faut. Bien observer : d'autres accès pourront réapparaître les jours suivants à des intervalles réguliers.

Traitement. — Au moment de l'accès, faites avaler un gramme d'Ipéca en trois paquets espacés de cinq minutes ; mais il vaudrait mieux, d'après Le Dantec, que le malade absorbe huit ou dix gouttes de Teinture d'iode dans un verre d'eau. Ensuite on donnera, si possible, du thé chaud en abondance ; à la fin de l'accès seulement on prescrira un gramme de Quinine. Les jours suivants faites prendre la quinine six ou huit heures avant le moment de la journée où s'est manifesté le premier accès. Vous diminuerez s'il y a lieu la dose de 0 gr. 25 centigr. (1 comprimé) par jour. Si les accès se répètent : évacuer le malade en maintenant quotidiennement la dose à un gramme.

Observations. — Accès pernicieux. — Lorsqu'au cours d'un accès le fiévreux perd connaissance, et reste dans un évanouissement continu ou seulement dans un délire somnolent : injectez-lui sous la peau du bras (voir page 21) le contenu d'une ampoule de Quinine. Si votre malade est inerte, froid : dans le coma ; injectez-lui deux ampoules au lieu d'une et faites-lui deux ou trois piqûres d'Éther espacées d'une demi-heure. Placez-lui des compresses d'eau chaude, des tampons de sable brûlant devant le cœur, des sinapismes aux jambes. Maintenez sur sa tête un linge imbibé d'eau froide. Essayez de lui faire prendre des boissons chaudes avec, dans l'une d'elles, huit ou dix gouttes de Teinture d'iode et frictionnez-lui activement les membres. Lorsque cet accès grave sera passé, on donnera encore un gramme de quinine et le sujet sera évacué.

Paludisme chronique — Congestion du foie. — Il arrive fréquemment que d'anciens paludéens se plaignent d'une pesanteur continue dans le haut du ventre à droite, sous les dernières côtes. La moindre pression au niveau du foie détermine une vive douleur, qui, d'un autre côté, peut apparaître spontanément dans l'épaule droite.

En ce cas vous donnerez un purgatif : Calomel un gramme : vous poserez cinq ou six ventouses scarifiées (voir page 28) sur la région du foie ou un vésicatoire et vous évacuerez le malade.

Quinine préventive. — Malgré les attaques injustifiées dont cette médication est l'objet, on doit se protéger des fièvres en prenant régulièrement de la quinine dans certaines circonstances déterminées. Au printemps et à l'automne, lorsqu'on fatigue ou que l'on campe au bord d'un oued ou d'une palmeraie où les moustiques sont nombreux, il est utile d'avaler 0 gr. 25 centigr. de Quinine (un comprimé) chaque jour avant le repas du soir. Si ce traitement doit être prolongé on le suspendra les jeudis et dimanches.

Névralgies

Symptômes. — Douleurs localisées sur le trajet d'un nerf. Pas de symptômes généraux.

Traitement. — Faire absorber un gramme d'Antipyrine ou 0 gr. 50 centigr. de **Quinine** (deux comprimés). Si la douleur ne cède pas : 2 grammes de **Salicylate de soude** (un paquet).

Rhumatisme articulaire

Symptômes — Douleurs souvent progressives, quelquefois subites envahissant une ou plusieurs articulations Gonflement local, impotence, fièvre, courbature, malaise général.

Traitement. — Donnez trois grammes de **Salicylate de soude** ou deux grammes d'Antipyrine. Si la douleur est extrêmement violente, injectez sous la peau la moitié d'une ampoule de **Morphine.** Evacuez le malade.

Observations — Lorsqu'il n'y a qu'une seule articulation douloureuse, voir si le sujet n'est pas, ou n'a pas été récemment atteint de **blennorrhagie.**

Palpitations de cœur

Symptômes. — Battements précipités du cœur qui imprime quelquefois à chacune de ses contractions des soubresauts à la poitrine. Pouls rapide. Sensation d'angoisse, de mort imminente.

Traitement. – **Mettre le sujet au repos absolu**. Lui desserrer ses vêtements. Ne donner aucun médicament en l'absence du médecin et évacuer le malade aussi doucement que possible.

Observations. — Les palpitations pouvant être parfois la manifestation tardive d'une grave maladie de cœur jusqu'alors ignorée, on devra soumettre le plus rapidement possible à la visite du médecin les militaires chez lesquels on en observerait.

Fièvre urticaire

Symptômes. — Malaise général, courbature, frissons, fièvre légère. Démangeaisons exaspérantes, puis apparition de grandes plaques roses et surélevées sur la peau. Elles paraissent et disparaissent et sont sensibles aux variations brusques de la température ambiante.

Traitement. — **Quinine** 0 gr. 50 centigr., diète lactée. **Bicarbonate de soude** après chaque repas (2 grammes dans un verre d'eau). Donner trois jours de suite le matin à jeun 10 grammes de **Sulfate de magnésie** ou de **Sulfate de soude** ou 0 gr. 50 centigr. de **Calomel** (1/2 paquet). Surveiller l'alimentation qui ne doit pas être échauffante.

Évacuer toujours le sujet : l'éruption pouvant être le symptôme d'une maladie plus grave.

B

AFFECTIONS EXTERNES

Maux d'Yeux — Conjonctivite

Symptômes — Au début, sensation de grains de sable sous la paupière; puis douleur très vive, peur instinctive de la lumière, suppuration qui agglutine les cils.

Traitement. — Faire dissoudre 0 gr. 25 centigr. (1 paquet ou comprimé) de **Permanganate** de potasse dans un litre d'eau et laver abondamment les yeux plusieurs fois dans la journée en retournant les paupières si possible. Trente grammes d'**Acide borique** dissouts à chaud dans un litre d'eau remplacent la solution précédente.

Observations. — La conjonctivite est très contagieuse. Isoler les malades et se laver soigneusement les mains après chaque pansement.

Coup de Lune

Il arrive souvent que les indigènes se plaignent de ne plus voir clair au lever et surtout au coucher du soleil : ils sont atteints d' héméralopie causée par l'excès de lumière que donne le soleil du Sud et à laquelle les prédispose leur mauvaise alimentation aidée du paludisme. Comme traitement donner régulièrement outre la Quinine préventive, deux cuillerées d' Huile de foie de morue chaque jour (Gosselin) ou faire manger chaque matin au malade un foie de mouton cuit dans l'eau. Le bouillon sera également absorbé (Romary). Prescrire des lunettes teintées et le repos à l'ombre.

Saignement de Nez

Traitement. — Faire dissoudre 0 gr. 50 centigr. d'Antipyrine (un comprimé ou paquet) dans soixante **gouttes d'eau** bouillie en se servant, pour faire la dissolution, de l'œillère en verre préalablement flambée. Ouvrir ensuite un pansement individuel, en retirer un petit tampon d'ouate purifiée. Imprégner ce tampon de la solution qu'on vient de faire et l'introduire dans la narine qui saigne. La solution précédente peut être remplacée par une d' **Ergotine** que l'on obtiendra en brisant une ampoule d'ergotine dans l'œillère pleine d'eau. L'application est la même.

Observations. — Si l'écoulement est très abondant et se continue par la bouche malgré le tamponnement nasal, songer à la présence d'une sangsue (voir page 74) et évacuer le malade. D'autre part, si les saignements de nez sont répétés et accompagnés de fièvre, d'insomnie, de cauchemars et des symptômes énumérés à l'article **embarras gastrique** (voir page 37) l'évacuation s'impose immédiatement.

Mal de Dents

Lorsque la dent est creuse, broyez une pilule d'**Extrait d'opium** dans quelques gouttes d'eau, faites-en une pâte avec laquelle vous remplirez la cavité. Si la dent au lieu d'être cariée et de donner par accès la douleur si vive de la rage de dents, est constamment sensible, si elle paraît longue, cotonneuse à la pression : il y a **périostite** : il suffira de badigeonner la gencive à la **Teinture d'iode** tous les jours et de prescrire un nettoyage sérieux de la bouche après chaque repas.

Enfin si la douleur dentaire a le caractère d'une névralgie (voir page 42).

Syphilis

Symptômes — (A) *Initial.* Chancre : ulcération souvent unique, peu douloureuse, apparaissant le plus ordinairement au pourtour du gland de **12 à 25 jours après** les relations.

(B) *Secondaires.* Taches rouges sur la peau, petites **glandes** à l'aîne, au cou, à la nuque ;

chute des cheveux, maux de tête le soir ; enfin **plaques muqueuses** : ulcérations blanchâtres peu douloureuses, dans la bouche, sur le bord des lèvres, à l'anus.

(c) *Tertiaires*. **Bosses osseuses** au crâne et sur les os des membres, **plaies rondes** à bords nets, quelquefois découpés dans la peau, **perforation du palais**, etc.

Traitement. — Les ulcérations doivent être pansées de la façon suivante : le **chancre** avec du Calomel ; les plaies de la peau par des pansements humides au Sublimé ; les plaques muqueuses de la bouche par la cautérisation avec le crayon de Nitrate d'argent qu'on passe une fois dessus ou la Teinture d'iode. Dans tous les cas, on fera prendre chaque jour deux pilules de Protoïodure de mercure pendant l'évacuation du malade qui sera toujours faite immédiatement. Si toutefois l'évacuation était impossible et que l'on ait les médicaments nécessaires sous la main, on donnerait en cas de **syphilis secondaire** vingt jours par mois une pilule de Protoïodure de mercure à chaque repas. En même temps, durant dix jours, on ferait chaque soir pendant dix minutes une friction de Pommade mercurielle avec environ 5 grammes de ce médicament (gros comme une petite noisette) en changeant chaque fois le lieu de l'application. Puis repos de dix jours et reprise des frictions. On surveillerait attentivement les gencives du malade ; dès qu'elles seraient douloureuses, suspendre le traitement et prescrire des gargarismes de Chlorate de potasse (20 gr. pour un litre d'eau).

En cas de **syphilis tertiaire**. Faire les frictions mercurielles comme il est dit plus haut et en même temps prescrire deux cuillerées par jour d'une solution d' Iodure de potassium au 1/10 ou 3 grammes d'iodure dans un verre d'eau. Ce traitement peut être continué pendant deux mois et repris à la suite de 30 jours de repos pendant lesquels on aura fait usage des toniques, tels que Quinquina, **Liqueur de Fowler**, etc. Dans toute syphilis défendre absolument le tabac, l'alcool, et les excitants. Surveiller les malades après la guérison qui n'est souvent que passagère.

Observations. — **La** syphilis soignée régulièrement **guérit** toujours. Veiller néanmoins à ce que l'avarié ne puisse la communiquer à son entourage par un objet personnel d'une utilisation si souvent commune au Sahara. **On peut se préserver de la contagion génitale** en utilisant après une toilette intime faite **immédiatement à** l'eau de savon **chaude**, une pommade composée de 60 grammes de **Vaseline** et 10 **grammes** de **Calomel**.

Chancre mou

Symptômes. — Ulcération douloureuse, ayant des tendances à s'étendre, produisant de gros ganglions douloureux et quelquefois des abcès (bubons) dans l'aine. Le chancre mou est rarement unique, il apparaît, contrairement au chancre syphilitique, dans les premiers jours qui ont suivi les relations.

Traitement. — Bains locaux avec **Permanganate de potasse** 0 gr. 25 centigr. pour un litre d'eau. Ces bains doivent être pris très chauds. Dans l'intervalle pansement sec au **Calomel**. Evacuer le malade.

Observations. — L' herpès génital se distingue des chancres en ce qu'il débute par de petites bulles pleines d'eau qui s'ulcèrent ensuite.

Blennorrhagie

Ne peut et ne doit être traitée qu'à l'infirmerie. Bains locaux comme ci-dessus. Recommander au malade de **ne pas toucher** ses yeux avec ses doigts souillés : l'ophtalmie blennorrhagique est très grave. Evacuer le malade. Si les douleurs en urinant étaient très vives : prescrire 4 grammes de **Bicarbonate** de soude après chaque repas.

Orchite

Donner une pilule d' **Opium** de 0 gr. 05 ; poser un **suspensoir** et évacuer le malade en lui recommandant les tisanes rafraîchissantes : lin, stigmate de maïs, etc.

Blessures récentes

Traitement. — Toutes les plaies récentes quels que soient leur origine, leur étendue et leur siège, doivent être soignées de la façon suivante. Après avoir **arrêté** l'hémorragie, comme il est dit page 54, badigeonner le pourtour avec de la **Teinture d'iode** (1) sur une largeur

(1) Si les circonstances permettaient d'avoir le temps de faire bouillir de l'eau et de poser un pansement parfaitement aseptique, on devrait procéder avant l'application de la teinture d'iode à un savonnage sérieux et prolongé de la région blessée dont on raserait les poils, s'il y avait lieu.

égale à celle qu'aura vraisemblablement le pansement. Faire ensuite ce pansement à sec (voir page 19). S'il y a des complications (voir ci-dessous lésions internes et page 54).

Observations. — Si la blessure est une blessure de guerre ou si, bien que d'apparence insignifiante elle semble avoir intéressé plus que la peau : évacuer le blessé. Sinon, refaire le pansement sec quarante-huit heures après, à moins qu'il ne se souille très vite, auquel cas, il ne faudrait pas attendre aussi longtemps.

Contusions profondes — Lésions internes

A la suite d'une chute, d'un choc, d'un coup quelconque, il se produit parfois des lésions profondes que l'état superficiel de la peau ne permet pas de reconnaître immédiatement, car les symptômes de ces lésions sont souvent obscurs et très différents selon les organes et les régions du corps. Il peut y avoir à la suite d'un accident survenu :

(A) ***A la tête.*** — Perte de connaissance, écoulement de sang par le nez et les oreilles, déviation des yeux et de la bouche, paralysies diverses, vomissements, émission involontaire d'urine, etc.

(B) ***Au ventre.*** — Douleur vive, vomissements de sang, syncope, sang dans l'urine ou les selles, etc.

(C) ***Au thorax.*** — Crachements de sang, difficulté de respirer, syncope, douleur très vive localisée en un point où une côte aura été brisée, infiltration d'air dans les tissus avoisinants, etc.

Traitement. — Soigner symptôme par symptôme. Sort-il du sang en certaine quantité par un orifice quelconque? Y a-t-il hémorragie interne? Injectez sous la peau le contenu d'une ampoule d' Ergotine. Syncope? respiration artificielle (voir page 25) et piqûres d' Éther. Douleur très vive? Injectez la moitié d'une ampoule de Morphine. Vomissements? Donnez de l'eau aussi froide que possible à boire et faites avaler une pilule d' Extrait d'opium de 0 gr. 05 centigr. Abattement général? Pouls petit? Faiblesse? Injectez le contenu d'une ampoule de Cafeine (2 par jour et espacées).

En toutes circonstances, évacuez le blessé avec précautions.

Recommandations. — Surveiller pendant deux jours les hommes qui tombent dans les puits qu'on creuse ou désensable. S'ils portent des plaies même insignifiantes, les panser avec le plus grand soin de crainte du **tétanos**.

Entorses

Symptômes. — Déplacement rapide et momentané d'un os dans une articulation par suite de la rupture d'un ou plusieurs **ligaments**. On trouve un point précis très douloureux au pourtour de l'articulation foulée : il y a du **gonflement**, de l'empâtement et les mouvements sont pénibles ; mais ils peuvent encore se faire tous. On ne perçoit pas de déformation osseuse et la longueur du membre n'est pas modifiée.

Traitement. — Pansement humide à l' **Eau blanche** ou l' **Huile camphrée** avec bande en toile suffisamment serrée pour immobiliser l'articulation. Bains chauds. **Massages** d'une demi-heure le matin et le soir au moyen d'un corps gras (voir page 28).

Observations. — Si au cours des soins, le moindre **craquement** a été perçu ou si l'enflure est considérable avec des larges ecchymoses : évacuer le blessé.

Luxations

Symptômes. — Lorsque les ligaments d'une articulation ont été suffisamment déchirés pour permettre à l'un des os de se **déplacer** et de rester dans une position anormale sans qu'il soit brisé : il y a luxation. On trouve alors une **déformation** considérable de la région qui est très douloureuse. Les **mouvements** sont **anormaux**, gênés et font souffrir le blessé. Enfin, on voit se former rapidement sous la peau des taches violettes qui indiquent un épanchement de sang.

Traitement. — Envelopper le membre dans du coton après l'avoir recouvert d'une compresse imbibée d' **Huile camphrée**, l'immobiliser le mieux possible au moyen de planchettes et évacuer le sujet.

Fractures

Symptômes. — Douleur localisée, gonflement, **déformation du membre** qui prend des **attitudes anormales** et auquel on peut imprimer des mouvements ordinairement impossibles ;

craquements secs perçus par la main au cours des mouvements, épanchement de sang sous la peau, enfin **impuissance du membre** au-dessous du siège de la fracture.

Traitement. — S'il y a plaie : la traiter par un pansement sec très proprement fait, puis envelopper délicatement le membre dans du coton en le faisant maintenir par deux aides tirant **modérément** chacun de leur côté, l'un en haut l'autre en bas de la fracture. Donner au membre brisé une forme et une position **semblables à celles du membre correspondant** qu'on fait allonger à côté pour mieux se rendre compte.

Prendre dans la « Gébira » les deux attelles métalliques, les envelopper de coton, les appliquer aussi exactement que possible sur les deux faces opposées du membre pansé, les fixer par des bandelettes de diachylon légèrement chauffées ; compléter l'immobilisation par deux ou trois tours de bande et l'application d'une écharpe s'il y a lieu. Faire une injection hypodermique de **Morphine** et évacuer le blessé.

Observations. — Imposer le moins possible de mouvements à la fracture et surtout **ne pas chercher à renouveler les craquements** ou même à les provoquer si on ne les a pas déjà naturellement perçus.

C

COMPLICATIONS DES PLAIES, CONTUSIONS, ETC.

Hémorragies

Symptômes. — Ecoulement de sang abondant par les plaies ou par les orifices naturels; et dans les interstices musculaires, les grandes cavités du corps si l'hémorragie est interne. Affaiblissement graduel du pouls qui devient petit et rapide; bourdonnements d'oreille, vertiges, syncopes.

Traitement. — Lier le plus rapidement possible et très énergiquement le membre au-dessus de la plaie. Si l'on dispose d'une bande de caoutchouc comme celle qui est dans la « Gébira », on s'empressera de l'appliquer à nu en la posant tendue et non en tirant après chaque tour fait. A défaut de cette bande hémostatique, on improvisera un lien quelconque : cravate, bretelle, etc., que l'on serrera du mieux possible. On fera bien, pour

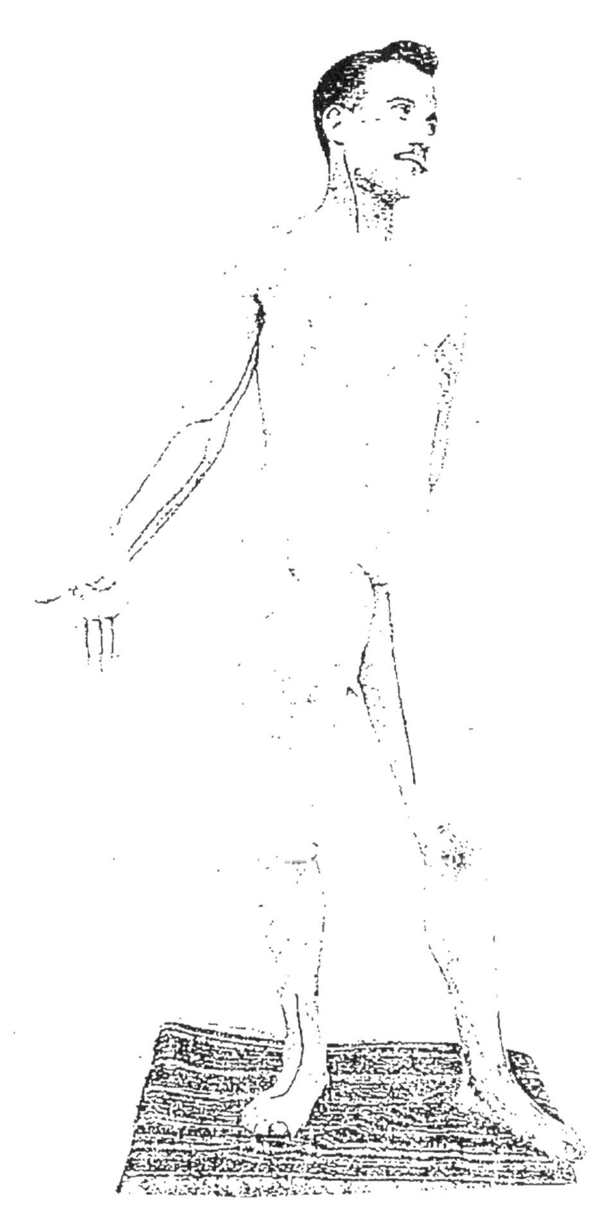

Trajet des gros vaisseaux. Lignes de compression

(Cliché MONNERAU).

augmenter la compression, de passer sous lui l'extrémité d'une baïonnette ou d'un morceau de bois que l'on fera tourner de droite à gauche jusqu'à torsion suffisante, et que l'on fixera parallèlement au membre par un deuxième lien moins serré (**Garrot, tourniquet**).

Cet étranglement circulaire de tout un membre comprimé en bloc a l'inconvénient d'être à certains niveaux trop absolu tandis qu'à d'autres il est insuffisant. Si l'on a bien dans les yeux la figure ci-contre où le trajet des gros vaisseaux est suffisamment précisé, on devra faire la **compression directe** en un point de ces trajets et toujours au-dessus de la plaie, car là distinction parfois délicate des hémorragies artérielles et veineuses est sans importance si la circulation du membre est convenablement arrêtée plus haut que la lésion. Vous prendrez donc un corps dur (cailloux ou mieux : **paquet de cartouches**), vous l'envelopperez de coton, et vous le placerez **longitudinalement** sur le trajet du vaisseau principal après avoir essayé d'en sentir avec le doigt les battements, puis vous serrerez un lien quelconque par dessus-lui comme il est dit précédemment. L'arrêt du sang par ce procédé direct sera plus rapide, plus exact et le membre restera moins exposé à la gangrène toujours possible avec une compression uniformément exagérée.

L'hémorragie combattue, on appliquera sur la plaie un **pansement compressif**, c'est-à-dire serré de partout et qui la recouvrira largement. Dans la suite, toutes les six heures, on élargira quelques instants le lien afin de laisser revenir un peu de sang dans le membre qui, sans cette précaution, ne tarderait pas à mourir. On l'enlèvera tout à fait quand le pansement indiquera que la plaie ne saigne plus ; mais on surveillera celle-ci très attentivement prêt à intervenir de nouveau en cas de suintement abondant. Enfin, on évacuera le blessé le plus rapidement possible.

Si l'on suppose à la suite d'une plaie de la poitrine ou du ventre qu'il y a épanchement interne ou même toutes les fois qu'une blessure de ces régions paraît pénétrante, on injectera immédiatement le contenu d'une ampoule d' **Ergotine.** Si la perte de sang a été considérable, lutter contre la faiblesse en faisant une injection de **Caféine** et une autre d' **Éther** et donner largement à boire au blessé.

Recommandations — **Ne jamais mettre de sable dans les plaies** comme le font les indigènes pour arrêter le sang. Si à la tête, par exemple, la ligature est impossible, faire au besoin de la compression directe avec le doigt enveloppé de gaze ou badigeonné de teinture d'iode en attendant du secours. Au cou on pourra établir une compression directe par un lien circulaire qui prendra appui sous l'aisselle du côté opposé à la blessure.

Infection — Suppuration

Symptômes. — Douleur plus aigüe dans une plaie qui paraissait calmée, sensation de tension, d' **élancements. Rougeur, chaleur,** gonflement de la région malade. Fièvre. Au bout de quelques jours formation d'un abcès plus ou moins gros, ou bien écoulement de pus plus ou moins épais, plus ou moins fétide par les blessures si elles ne sont pas déjà superficiellement fermées.

Traitement. — **Grands bains locaux** d'eau bouillie si possible. **Pansement humide au Permanganate de potasse,** 0 gr. 25 centigrammes pour un litre d'eau. Ce dernier médicament sera préféré à tout autre si la plaie est étendue, et si surtout elle répand une mauvaise odeur.

Observation. — Les mouches sont au Sahara le plus redoutable agent d'infection : en quelques heures elles font grouiller les vers dans une plaie. On doit s'en défendre avec soin.

D

LÉSIONS ET MALADIES SPÉCIALES

Ampoules

Symptômes. — Douleur localisée en un point à la suite d'un mouvement répété pendant lequel la peau a été comprimée contre un corps dur. Cette douleur trahit la formation de cloques contenant un liquide clair, citrin, mais quelquefois aussi couleur lie-de-vin.

Traitement préventif et curatif. — On prévient les ampoules en durcissant les pieds soit par des bains d'Eau picriquée (12 grammes d'Acide picrique pour un litre d'eau); soit par des emplâtres de feuilles de Henné (broyées et mouillées) et renouvelés plusieurs nuits de suite; soit enfin par des badigeonnages d'Eau formolée dont on élève progressivement la teneur en Formol (1).

Avant le départ graisser abondamment les pieds ainsi que les chaussures qu'on aura eu

(1) M. le Médecin-Major VIÉLA donne le traitement suivant de l'hyperhydrose plantaire par le formol. Il comprend deux temps: on applique d'abord un certain nombre de couches de solutions de concen-

le soin d'assouplir les jours précédents en les malaxant avec une graisse quelconque. A l'étape, se savonner très rapidement à l'eau froide, s'essuyer et laisser la décongestion se faire à l'air libre.

Quand l'ampoule est formée, la badigeonner de Teinture d'iode, puis au moyen d'une aiguille flambée à l'alcool, la traverser dans les points les plus déclives de façon à ce qu'elle se vide d'elle-même. Recouvrir ensuite d'un peu de coton et d'une bande de gaze en comprimant légèrement.

Observations. — Lorsque l'ampoule est infectée, c'est-à-dire changée en abcès, qu'il y a des glandes douloureuses dans l'aine : évacuer le malade après lui avoir fait un pansement humide (voir page 20).

---

tration croissante qui suppriment la transpiration, puis on maintient ce résultat par des applications périodiques :

I. — 1er jour. — Le matin, à midi et le soir, passer au moyen d'un pinceau une couche de solution au 1/3 de formol de commerce sur la surface plantaire.

2e jour. — Trois applications semblables avec la solution au 1/2.

3e jour. — Trois applications semblables avec la solution pure.

II. — Pour maintenir le résultat acquis, on fera tous les huit jours une application de formol pur. Chez beaucoup de sujets, cette application ne doit être renouvelée que tous les quinze ou vingt jours.

Nota. — Lorsque l'épiderme est trop macéré, on doit commencer par des solutions au 1/10, au 1/20, au 1/30, selon le degré de sensibilité.

Si l'application cause une douleur trop vive, on lave à l'eau ordinaire et on recommence avec une solution à un titre plus faible.

Brûlures

Symptômes. — *Premier degré.* — La peau est **rouge,** luisante ; c'est le coup de soleil banal ; ensuite l'épiderme s'écaille.

Deuxième degré. — Il se forme des **cloques** pleines d'eau.

Troisième degré. — La **peau** est **mortifiée, parfois** rôtie, et même charbonneuse.

Traitement. — *Premier degré.* — Bains tièdes, prolongés. **Vaseline** et enveloppement ouaté.

Deuxième degré. — Percer les ampoules avec une aiguille **flambée** et appliquer ensuite largement des compresses de gaze enduites d' **Eau picriquée** (12 grammes d' **Acide picrique** pour un litre d'eau). Refaire le pansement tous les jours en nettoyant la plaie des chairs mortes qu'il peut y avoir.

Troisième degré. — Pansements humides au **Permanganate de potasse** (0 gr. 25 centigr. pour un litre d'eau).

Observations. — Evacuer le malade, si les brûlures ont quelque importance.

Congélation — Froidure

Symptômes. — *Gelure du premier degré.* — **Rubéfaction** de la peau.

Gelure du deuxième degré. — Gangrène de la peau qui d'abord d'une pâleur cadavérique, se couvre de tâches brunes et devient noire.

Gelure du troisième degré. — Gangrène de tout un membre congelé.

Congélation générale. — Favorisée par l'alcool, le vent, l'humidité et l'inanition. Le malade devient pâle, sa vue diminue, sa langue s'embarrasse ; il divague. Il éprouve de la raideur musculaire, ses jambes se dérobent et bientôt il se sent envahi d'un sommeil invincible dans lequel il tombe pour mourir insensiblement.

Traitement. — (A) ***Engelures et congélation locale :*** Les engelures simples seront pansées à la **Glycérine** et les engelures ulcérées à la **Vaseline iodoformée.**

La **congélation locale** sera traitée par de longs bains d'eau glacée ou des applications de compresses mouillées très froides, maintenues pendant deux heures après lesquelles on fera un enveloppement de fourrures qu'on laissera trois autres heures.

Ensuite on pratiquera des frictions **« légères comme une caresse »** (Thomson) avec des flocons de coton d'abord puis avec de la neige. Elles seront faites dans une chambre très froide. On alternera les bains, les enveloppements et les frictions pendant vingt heures, puis on laissera le membre congelé dans des fourrures. Toute source de chaleur sera éloignée du malade pendant deux jours. On le nourrira d'eau froide sucrée contenant de l'alcool, et de bouillon glacé. Peu à peu on élèvera la température ambiante au moyen de lampes.

(B) ***Congélation générale :*** Si le sujet a encore de la souplesse des membres on le couvrira de linges trempés dans l'eau froide ou la neige fondante. Si le corps est en partie rigide, donner un grand bain glacé dont la température sera élevée d'un degré par dix minutes. On peut aussi faire des frictions générales mais toujours avec de la neige. Enfin on l'enroulera dans des couvertures et il sera laissé dans une chambre glacée. « La congélation est la « variété d'asphyxie qui laisse le plus de chance de succès, même après quinze où vingt « heures de mort apparente. » (Le Dantec).

Recommandations. — Une troupe surprise par une tempête de neige doit, si elle le peut, s'arrêter et manger abondamment. Les hommes se grouperont en tas sous leurs couvre-pieds et toiles de tentes et veilleront à leurs extrémités qu'on leur fera frictionner.

Il est de la dernière imprudence d'approcher un membre congelé d'une source de chaleur et à plus forte raison de réchauffer par des moyens et appareils thermiques un homme atteint de congélation générale : la mort immédiate peut s'ensuivre.

Plaie de Chameau

Nom donné par les Sahariens à certaines plaies spéciales qui se forment aux pieds des méharistes. Elles ont quelque analogie avec le **« clou de Biskra, de Gafsa »**, etc.

Symptômes. — Démangeaisons, puis rougeur autour d'une excoriation insignifiante, négligée ou passée jusque-là inaperçue. Petits abcès qui creusent toute l'épaisseur de la peau, la soulèvent, s'ouvrent, suppurent et cachent sous des croûtelles desséchées une plaie circulaire à bords nets, quelquefois comme découpés à l'emporte-pièce et souvent décollés.

Cette plaie met de longs jours à se cicatriser. La lenteur de la guérison et le peu de douleur que cause cette affection après que l'abcès s'est ouvert, sont les caractéristiques du mal qui a une certaine tendance à se propager sans donner cependant d'inquiétude.

Traitement. — Pansements humides au Permanganate de potasse (voir page 20). Pour exciter la cicatrisation on peut toucher la plaie avec de la teinture d'iode ou de l'acool.

Recommandations. — Au moment de monter à méhari, passer de la Teinture d'iode sur toutes les petites écorchures qu'on peut remarquer aux pieds, et les recouvrir ensuite de taffetas gommé. En cours de route laver ceux-ci le plus souvent possible, surtout si le chameau a des sueurs abondantes. Enfin monter avec des chaussettes si les plaies sont trop nombreuses.

Piqûres venimeuses : Vipères à cornes, Scorpions, etc.

Symptômes. — Douleur très vive puis cuisson. La peau enfle rapidement autour du siège de la piqûre et souvent en conservant sa couleur. Sensation de faiblesse, de torpeur qui envahit progressivement. On peut reconnaître quelquefois par le nombre de plaies quel est l'animal qui a mordu ou piqué ; s'il y a en plus d'une ce n'est probablement pas un scorpion ; s'il y en a deux, c'est très probablement une vipère.

Traitement. — 1° *Local.* — Lier immédiatement le membre au-dessus de la piqûre en serrant suffisamment pour arrêter la circulation superficielle. Pratiquer ensuite deux ou trois incisions de la peau en ouvrant en croix les petites plaies qu'a causées la bête venimeuse. **Faire saigner** autant qu'on le peut. Dissoudre dans une œillère d'eau un paquet ou comprimé de 0 gr. 25 centigr. de **Permanganate de potasse.** Avec la moitié de cette première solution (caustique) **cautériser les plaies** qu'on a faites, puis allonger ce qu'il en reste d'un 1/2 litre d'eau : cette seconde solution servira à faire un **pansement humide** comme il est dit page 20. Enlever le lien qui serre le membre au bout de cinq ou six heures.

2° *Traitement général.* — Injectez (voir page 21) sous la peau du ventre le contenu d'un flacon de Sérum **antivenimeux** s'il s'agit d'une vipère ou si l'état général paraît grave. Au cas où il n'y aurait pas d'amélioration au bout de quatre heures ; injectez une autre dose. Le thé et le café à profusion seront ensuite très précieux pour combattre l'abattement. S'il y a syncope (voir page 72).

Observations. — Toutes les piqûres venimeuses se traitent de la même façon. Il ne faut jamais trop s'effrayer ; le **scorpion** surtout est très au-dessous de la réputation terrible qu'on lui a faite ; quant à la **tarentule** (1) de nos régions elle n'est redoutable que par son aspect.

Coups de feu

Ils n'ont pas **sur le terrain** de traitement spécial. Soigner ces blessures **symptôme par** symptôme : hémorrhagie (voir page 54) ; fracture (voir page 52) ; lésions internes (voir page 50) et leur appliquer systématiquement des **pansements secs** (voir page 19) **sans lavage**

(1) Le Sahara Algérien ne contient guère que des **galéodes** inoffensives.

préalable, après avoir seulement badigeonné le pourtour des plaies avec de la Teinture d'iode ou du Pétrole et retiré les parcelles de vêtements qu'on pourrait voir sortir des lésions.

Recommandations. — Traiter les plaies par coup de feu avec le maximum de propreté possible (voir page 18) ; du premier pansement dépendent toujours l'avenir de la blessure et souvent la vie du blessé. Ne jamais faire aucune exploration. Evacuer toujours le sujet.

Pustules — Furoncles — Eczémas — Dartres, etc.

Tout au début, badigeonnage de Teinture d'iode, ensuite pansement humide (voir page 20). Alterner les jours suivants les pansements secs avec les pansements humides pour empêcher la peau de macérer.

Recommandations. — Si l'affection est généralisée ou si elle tarde à se guérir : évacuer le malade.

Epines de Palmier

Les indigènes marchant nu-pieds rencontrent très souvent des épines de palmier qui pénètrent profondément dans les chairs, quelquefois de trois ou quatre centimètres.

Traitement. — Nettoyage sérieux de la peau au savon et à l'alcool ; badigeonnage de Teinture d'iode. Avec la pointe du bistouri flambé agrandir très doucement en haut et en bas la plaie d'entrée. Si l'extrémité brisée de l'épine n'apparaît pas, faire un pansement humide (voir page 20) et attendre au lendemain pour tenter une nouvelle exploration ; si au contraire on l'aperçoit la saisir et l'extraire au moyen de la pince qui est dans la trousse. Toucher ensuite la plaie à la Teinture d'iode et faire un pansement sec (voir page 19).

Si l'épine n'a pu être enlevée ou que le pied enfle après l'extraction, évacuer le sujet avec un bon pansement humide (voir page 20).

Excoriations du Fantassin

Traitement. — Lavage prolongé au savon ; Vaseline picriquée au 1/30 ou badigeonnage de Teinture d'iode ; protection des excoriations superficielles par un morceau de taffetas gommé. Si les plaies suppurent : pansement humide (voir page 20).

Recommandations. — Surveiller les chaussures et les changer. Durcir les pieds par un des moyens indiqués page 58.

Neurasthénie saharienne — Cafard

La neurasthénie aiguë est très fréquente dans le sud et surtout au Sahara. Elle naît de l'isolement, des conditions climatériques toujours pénibles, de l'alimentation défectueuse et du manque de distractions et de satisfactions. Celui qu'elle atteint devient sombre, taciturne ; il a des brusqueries, des colères rapides, tel un moteur à explosion, au milieu de crises d'abattement inexplicables. Il reste des heures replié sur lui-même face à face avec son « moi » ; il rumine son passé, dénature son présent et ne tarde pas à s'inquiéter d'un détail qu'il grossit patiemment d'heure en d'heure, jusqu'à ce qu'il lui devienne une énormité obsédante et inévitable sous laquelle il se voit sombrer Immédiatement sa santé s'altère, il perd le sommeil et l'appétit, il pâlit, s'étiole et bientôt, des troubles nerveux bizarres étonneront le médecin qui le verra. Si à cette période notre malade reste livré à lui même, en quelques jours il sera mûr pour le suicide ou la folie qu'un ultime coup de siroco décidera.

Traitement. — Il est sûr, rapide et simple : envoyer la victime du « cafard » quelques semaines dans son pays. La vue d'une prairie, d'un coin de bois, au milieu d'un peu de civilisation, provoque instantanément la guérison.

Recommandations. — On se préservera de la Neurasthénie Saharienne en s'entourant dans les postes, surtout les plus lointains, du maximum de confort qu'on pourra réunir. Un logement orné, agréable à l'œil, dissipera beaucoup d'idées noires. On se récréera le plus possible en commun, et les vieux habitués du bled que le « cafard » ne menace plus, veilleront constamment à mettre de l'huile entre les rouages pour maintenir l'harmonie générale. Quelle que soit l'autorité que chacun détienne, on ne devra en user que pour le bien de tous et en tenant compte des caractères et des latitudes : avec du tact et de l'indulgence, les esprits les plus aigris se font agréables. Enfin, détail important malgré les apparences, des douches froides bien installées dans un poste saharien rendront les jours de chaleur et de siroco moins pénibles et provoqueront toujours des détentes nerveuses salutaires.

C

ACCIDENTS A RETENTISSEMENT GÉNÉRAL

Empoisonnements

Symptômes. — Variables. Coliques, vomissements, vertiges, crampes, somnolence, syncope, sensation d'âcreté à la gorge, de brûlures au creux de l'estomac, etc.

Traitement. — 1° Evacuer le poison en donnant un gramme d' **Ipéca** en trois paquets par intervalles de cinq minutes. Faire avaler beaucoup d'eau pour laver l'estomac.

2° Neutraliser le poison en se conformant aux indications générales suivantes :

Contre un Acide : donner de l' Eau de savon à boire.

Contre de la Chaux, de l' Ammoniaque : donner de l' Eau vinaigrée.

Contre du Sulfate de fer ou de cuivre : donner six blancs d' œufs.

Contre le Sublimé (bichlorure de mercure) : même traitement.

Contre la Teinture d'iode : donner de l' Amidon et des œufs.

Contre le Phosphore : donner 20 gouttes d' Essence de thérébentine.

Contre l'Opium, le **Laudanum**, la **Morphine** : donner du **Café**, du **Thé** chargés, et faire des piqûres de **Cafeine** et d'**Éther**. Empêcher le sujet de dormir.

Contre les **Champignons** : donner de l'**Éther**, de la **Caféine**, des excitants, de l'**Iodure** de **potassium** (3 grammes).

Dans tous les cas traiter symptôme par symptôme. Faire par exemple une piqûre de **Morphine** contre la douleur et l'agitation, une piqûre d'**Éther** contre la somnolence, etc. Enfin on pourra purger le sujet avec 40 grammes de **Sulfate de magnésie** à moins qu'il n'ait absorbé du **Mercure**.

Recommandations. — Etre très circonspect et ne pas consommer sur les conseils des indigènes, des viandes, des liquides et des herbages qu'ils affirment excellents ou parfaitement connaître. Redoubler de prudence en pays ennemi ; se souvenir de la Mission Flatters dont une partie fut empoisonnée par des dattes. Enfin interdire particulièrement aux indigènes de manger des sauterelles dans les régions où pousse la **jusquiame** (en arabe « el bettina »). On pourrait les voir, comme nous les avons vus, tous atteints d'une sorte de folie provoquée par les alcaloïdes que renferme cette plante.

Insolation — Coup de chaleur

Symptômes. — Sensation de constriction du thorax, vertiges, vue colorée avec peur de la lumière, mal de tête violent. La tête se congestionne, devient rouge, puis violette ; le malade divague, son cœur bat tumultueusement ; il a quelquefois des convulsions. Sa température monte à 42 ou 43 degrés : il tombe alors sans connaissance.

Traitement. — Mettre le malade à l'ombre, le déshabiller complètement, lui donner à boire et l'asperger d'eau froide. Ensuite : frictions énergiques sur tout le corps avec de l'alcool. Ventouses scarifiées (voir page 28) sur la poitrine. Sinapismes ou vésicatoires aux jambes. Injections hypodermiques (voir page 21) d'Éther, de Caféine et respiration artificielle (voir page 25), s'il y a syncope (voir page 72). Injections de Quinine si la température reste élevée.

Recommandations. — L'insolation entre par le crâne et les yeux ; elle atteint de préférence les sujets qui sont encore sous le coup d'excès récents. Les lunettes colorées sont une bonne précaution ainsi que le couvre-nuque et le chèche lâche mais suffisamment épais.

Submersion — Noyade

Traitement — Retirer le noyé le plus rapidement possible, desserrer ou enlever ses vêtements ; le coucher sur le dos, la tête en contre-bas ; lui ouvrir la bouche en introduisant sur le côté entre les petites molaires le manche d'une cuillère, un gros sou, un morceau de bois plat. Maintenir ensuite la bouche ouverte en plaçant un bouchon entre les deux mâchoires, toujours sur le côté ; saisir la langue avec les doigts couverts de sable ou d'un chiffon, la tirer au dehors ; débarrasser le fond de la gorge des corps étrangers : herbages, mousses, graviers qui ont pu s'y introduire. Mettre le noyé sur le côté droit, la bouche près du sol, presser sur l'estomac pour en exprimer l'eau qui souvent y est entrée. Enfin commencer la respiration artificielle et les tractions rythmées de la langue, comme il est dit page 25. Pratiquer aussi des frictions énergiques avec de l'alcool et des injections hypodermiques d' Éther (voir syncope page 72).

Dès que la respiration se rétablit et que la connaissance revient, donner des boissons chaudes ; du thé et du café en quantité. Surveiller le malade très attentivement pendant vingt-quatre heures et l'évacuer.

Recommandations. — Ne vous laissez pas impressionner au premier aspect du sujet ; tous les noyés sont pâles, froids et souvent raidis ; ne vous découragez pas trop vite ; il en est qui ne sont revenus à la vie qu'après plusieurs heures d'efforts ininterrompus.

Attaque de nerfs — Crises nerveuses

Symptômes. — Attaque subite avec cri, chute, perte de connaissance, agitation, paroles incohérentes, contorsions et quelquefois écume aux lèvres, émission d'urine.

Traitement. — Pendant la crise se borner à maintenir le malade de façon à ce qu'il ne se nuise pas par la brutalité de ses propres mouvements. Si la crise se prolonge, faire une injection hypodermique de **Morphine** (une ampoule).

Observations. — Evacuer le malade. Si c'est une femme de saharien au pâturage donner chaque matin pendant quatre ou cinq jours deux grammes de **Bromure de potassium.**

Evanouissement — Faiblesse — Syncope

Symptômes. — Vertiges, nausées, bourdonnements d'oreille, perte de connaissance, perte des mouvements, quelquefois mort apparente.

Traitement. — Avant tout, **coucher le sujet** sur le dos, **la tête plus** basse que les **pieds.** Dégrafer ensuite toutes les ceintures, tous les liens, les vêtements ajustés qui peuvent gêner la circulation. Asperger la face et les tempes d'eau fraîche, faire respirer du Vinaigre, de l' Éther. Si l'évanouissement continue : frictionner énergiquement la peau du corps avec de l'alcool et appliquer sur le thorax dans la région du cœur, des **sinapismes**, des linges très chauds ou l'extrémité d'un objet en fer (marteau, poignée de baïonnette) préalablement trempée quelques instants dans un liquide bouillant. Faire des injections hypodermiques de Caféine et d' Éther et enfin pratiquer la **respiration artificielle** (voir page 25).

Observations. — Evacuer le malade si la perte de connaissance a été complète ou la faiblesse prolongée.

Inanition

Il arrive parfois que des hommes s'égarent dans les régions désertes et restent ainsi plusieurs jours au soleil sans boire, ni manger. On les retrouve exténués, demi-morts de soif, quelquefois même complètement inanimés et des soins rapides et vigilants leur doivent être apportés.

Traitement. — S'ils sont en syncope on les traitera comme des insolés (voir page 69) mais en leur donnant à boire très doucement avec une cuillère du café léger. du thé, tièdes et non froids. On les désaltèrera très lentement, on les alimentera plus lentement encore en leur offrant un verre de lait toutes les heures, pas davantage. A défaut de lait on fera des panades très diluées soit avec du pain, de la kessera ou même des pâtes alimentaires. On ne leur laissera manger des aliments solides que vingt-quatre heures après. En cas de dépression profonde : injection hypodermique (voir page 21) d'une ampoule de **Caféine** toutes les douze heures.

Le malade sera toujours évacué.

D

PARASITES ET MALADIES PARASITAIRES

Sangsues

Symptômes. — Sensation de piqûre dans le nez, l'arrière-bouche ou la gorge. Impression de corps étranger. Saignements de nez et crachats sanglants. Quelquefois douleur en avalant.

Traitement. — Si la sangsue est accessible, l'extraire avec une pince dont les mors sont entourés de coton pour empêcher le glissement. La toucher avec un tampon imbibé d' Alcool, d' Éther, d' Eau salée, ou d' Eau quininée.

Dans le cas contraire faire priser du Tabac ; aspirer de l'eau salée ou du vinaigre si l'animal est dans le nez. Mâcher du tabac, boire doucement de l'eau salée s'il est fixé dans la gorge. On peut également recommander de sucer un Comprimé de quinine dont l'amertume fait quelquefois lâcher prise à la sangsue.

Recommandations. — Si l'hémorragie était persistante, la gêne tenace : évacuer le sujet En principe les sangsues ne sont pas dangereuses pour l'homme, mais on doit s'en préserver en buvant l'eau des redirs, des oueds et des puits à travers un morceau de chèche qui remplit l'office de filtre.

Tœnias — Vers intestinaux

Symptômes. — Les « Tœnias » passent souvent inaperçus. Cependant on remarque quelquefois des coliques, surtout le matin au réveil ; le malade accuse des vertiges ; enfin on voit toujours dans les selles, si l'on y fait attention, de petits rubans blanchâtres qui se meuvent lentement, s'allongent et se raccourcissent et représentent simplement les derniers anneaux d'un tœnia fixé dans l'intestin.

Les « vers intestinaux » proprement dits, les lombrics ressemblent aux vers de terre ; ils sont immédiatement reconnus à leur longueur : 10, 15, 20 centimètres et à leur teinte rose pâle.

Quant aux « oxyures » petits vers blancs, ils causent des démangeaisons à l'anus, surtout au moment où l'on vient de se coucher.

Traitement. — 1° *Tœnias.* — Rubans blancs. Ne peuvent être expulsés qu'à l'infirmerie : évacuer le sujet.

2° *Lombrics.* — Longs vers roses. Donner : Santonine : un paquet de 0 gr. 20 centigr. dans de l'eau durant trois jours de suite, le matin à jeun.

3° *Oxyures* — Petits vers blancs. Lavage de l'anus à l'Eau salée. Environ deux cents grammes de sel pour un litre d'eau, et mieux : lavement avec cette même solution. Le vinaigre étendu d'eau a les mêmes propriétés et le même emploi

Observations. — Les Sahariens atteints de vers intestinaux disent couramment qu'ils ont une couleuvre (hanèche) dans le ventre.

Pou du Pubis

Symptômes. — Demangeaisons, piqûres, le plus souvent aux parties génitales, taches rouges et bleues sur la peau. Présence à la base des poils du parasite qui est fixé à l'épiderme, et le long du poil, des œufs qui y sont collés.

Traitement. — Faire dissoudre dans un litre d'eau un gramme de Permanganate de potasse, soit quatre paquets ou comprimés de 0 gr. 25 centigr. Laver les régions envahies deux fois par jour avec cette solution. Le Sublimé à 2/1000 est plus actif.

Observations. — On peut avantageusement raser les parties du corps où le parasite se réfugie ordinairement. La Pommade mercurielle serait un excellent médicament dans la circonstance, mais dangereux au Sahara où la chaleur la décompose.

Gâle

Symptômes. — Demangeaisons surtout le soir à la chaleur du lit. Petits boutons rouges et crevasses aux mains surtout entre les doigts.

Traitement. — Savonnage énergique et prolongé dans l'eau chaude ; puis lotion avec une solution antiseptique de Sublimé 1/1000, de Permanganate de potasse 1/1000 en l'absence de Pommade soufrée qui vaut mieux, et dont on ferait une large friction. Le savonnage, suivi de lotion ou de friction, sera pratiqué chaque jour jusqu'à l'entrée du malade à l'infirmerie avec tous ses effets personnels.

É

APPENDICE

Formalités en cas de décès au Corps

Lorsque dans une colonne ou détachement opérant loin d'un poste, il se produit un décès, l'Officier commandant, à défaut de fonctionnaire de l'Intendance ou de tout autre fonctionnaire adéquat, doit immédiatement accomplir les formalités suivantes relatives à la déclaration de décès :

1° Il établira une déclaration de décès conforme au modèle ci-après ;

2° Cette pièce signée sera adressée par la voie hiérarchique au Maire de la commune la plus voisine, en l'accompagnant d'une lettre conçue à peu près dans les termes suivants :

« En exécution des prescriptions du paragraphe H de l'article 12 de l'Instruction du 23 Juillet 1894, j'ai l'honneur de vous adresser la déclaration de décès du soldat — (grade) — (nom) — (prénoms) — (n° m^{le}) — (Compagnie) — (Régiment) — en vous priant de vouloir bien l'inscrire sur les registres de l'état-civil de la commune de .... ; ces registres n'existant pas à (point où l'on se trouve) ».

19e Corps d'Armée
etc.

Exécution des prescriptions du § H de l'art. XII de l'Instruction du 23 Juillet 1894

A ...., le .... 19 ...

L'an mil neuf cent ...., le ...., Nous ....
....
avons dressé le présent procès-verbal à l'effet d'y consigner la déclaration de décès ci-dessous pour servir à la rédaction de l'acte de décès par l'Officier de l'Etat-Civil de la Commune de ....

Déclaration de décès

Nous .... âgé de .... ans, profession de ....,
.... âgé de .... ans, profession de ....,
et .... âgé de .... ans, profession de ....,
témoins soussignés, déclarons avoir constaté ce .... à .... heures du .... au Camp des Troupes en opérations près de ...., le décès du nommé ....
...., profession de ...., né le ....,
à .... canton de .... département de ...., fils de ....
et de .... domiciliés à ...., décédé *ou* tué à l'ennemi au combat de ...., le .... vers .... heures du .... et laissé en dépôt à .... ou inhumé à ....

1er Témoin, 2e Témoin, 3e Témoin,

Le présent procès-verbal a été rédigé pour constater l'authenticité de la déclaration et signé par nous les jour, mois et an que dessus.

(Signature de l'Officier ou *Gradé Chef de Détachement).*

Transport d'un cadavre

Lorsque les circonstances exigeront le transport d'un cadavre durant plusieurs journées sans cercueil, on pourra avec avantage prendre les dispositions suivantes :

1° Le Chef de détachement aura soin tout d'abord d'extraire devant témoins des vêtements du corps tout ce qu'ils contiennent d'objets divers et de papiers quand bien même ils ne paraîtraient d'aucune importance : les familles attachent à ces souvenirs une valeur affectueuse que seuls les proches peuvent apprécier ;

2° On obturera la bouche et le nez du cadavre avec du coton aussi tassé que possible ; puis on enveloppera la tête dans une étoffe quelconque ;

3° Au moyen de grands feux d'alfa, de drinn, de bois quelconque, on se procurera une grande quantité de cendre et de charbon ;

4° On disposera ensuite sur le sol une ou deux toiles de tentes qu'on goudronnera largement si, comme cela arrive souvent dans les compagnies méharistes ou les convois de chameaux, on possède le goudron qui sert à traiter ces animaux ;

5° On fera sur cette toile une sorte de lit de cendres et de charbon, puis

6° On étendra dessus le cadavre enseveli décemment ;

7° On le recouvrira de cendres et de charbon ;

8° On fermera aussi hermétiquement que possible la toile de tente qu'on pourra assujettir encore plus exactement du haut en bas au moyen de larges bandes d'étoffe enroulées très serrées ;

9° Si l'on dispose encore d'une certaine quantité de goudron on badigeonnera superficiellement toute l'enveloppe.

Enfin en dernier lieu on improvisera une civière ou un cadre avec quelques morceaux de bois comme savent le faire les indigènes ; et sur ce cadre on fixera le corps très étroitement. Le transport sera dans la suite, avec ces quelques précautions, aussi facile et décent qu'il est possible, dans des régions aussi dénuées de tout que celles où nous opérons.

Inhumation sur place

Lorsqu'un cadavre de militaire doit être inhumé sur place il importe de prévoir l'exhumation problable et dès lors de prendre les précautions suivantes :

1° On ensevelira le corps comme si on devait le transporter (voir page 80) ;

2° On creusera la fosse dans le sable qui absorbe les liquides organiques, et à une profondeur d'au moins 1 m. 50 cent. ;

3° On déposera au fond quelques planches ou des branchages ;

4° Puis le cadavre ;

5° Qu'on recouvrira d'un lit épais d'autres branches;

6° On comblera la fosse qu'on chargera de grosses pierres à la surface pour la protéger des hyènes et des chacals ;

7° On dressera un plan aussi exact que possible des lieux ; il servira à retrouver la tombe dans la suite.

Observations. — Dans le cas d'inhumations multiples : il est indispensable de creuser des fosses individuelles pour les européens dont on relèvera sur le plan exactement les places. On fera bien de mettre sur chaque corps une branche de palmier dans l'écorce de laquelle on aura écrit le nom d'un simple trait de couteau. Les tués de Menabba enterrés le 16 avril ont été, grâce à ces précautions, exhumés le 18 décembre et identifiés avec la plus grande facilité : les baguettes de palmier en se desséchant avaient rendu très apparentes les inscriptions gravées dans l'écorce.

CHAPITRE III

UTILISATION SOMMAIRE DES PRINCIPAUX MÉDICAMENTS DE LA « GÉBIRA »

Ne jamais donner un seul médicament avant de l'avoir soigneusement reconnu et vérifié

Alcool à 90°

Liquide incolore très inflammable.

Usage externe. — Nettoyage de la peau, flambage des instruments et récipients, fabrication de la teinture d'iode.

Antipyrine — Paquets ou comprimés de 0 gr. 50 centigr.

Poudre blanche sans odeur.

Usage interne. — Maux de tête, migraines, névralgies, douleurs rhumatismales : Donner un ou deux comprimés selon l'intensité du mal pendant plusieurs jours de suite s'il est nécessaire. Les faire avaler avec un peu d'eau avant le repas de préférence, et s'il s'agit de névralgies ou migraines périodiques administrer le médicament une heure ou deux avant le moment où l'accès se présente d'habitude.

Saignements de nez. — Faire dissoudre un comprimé dans l'œillère pleine d'eau bouillie (voir page 45).

Dose maximum journalière : **un gramme.**

Bicarbonate de soude

Sel blanc, sans odeur, saveur salée.

Usage interne. — Gastralgie, urticaire, se donne par paquets de 2 grammes.

Dose maximum journalière : **6 grammes.**

Calomel (poison) — Paquets de un gramme

Poudre blanche sans odeur, goût métallique de vieux sou.

Usage interne. — Embarras gastrique, maux de tête avec fièvre, langue blanche et constipation, congestion du foie, jaunisse :

Faire prendre le matin à jeun un paquet de un gramme dans un peu d'eau. Il agira comme un purgatif. Recommander ne **pas** manger **de sel dans la journée.**

Usage externe. — Maux d'yeux, conjonctivite :

Plier un petit rectangle de papier en deux dans le sens de la longueur, déposer le calomel dans le pli ainsi formé. Faire ouvrir largement l'œil. Appliquer une des extrémités de la gouttière en papier au-dessus du bord de la paupière inférieure et souffler sur le calomel : il sera projeté dans l'œil malade. Rabattre la paupière supérieure par dessus et recouvrir d'un tampon de coton. Cette insufflation peut se faire tous les jours surtout si le sujet est connu syphilitique.

Ulcérations chancreuses. — Etendre simplement le calomel sur la plaie puis recouvrir de gaze et de coton. Ne pas mettre de calomel sur une plaie où il y aurait eu de la teinture d'iode quelques heures auparavant.

Dose maximum journalière à l'intérieur : **un gramme.**

Chlorhydrate de quinine — Comprimés de 0 gr. 25 centigrammes

Poudre blanche, très amère.

Usage interne. — Fièvre légère, courbature, frissons, grippe, névralgies :

Donner un comprimé avec un peu d'eau autant que possible avant un repas.

Accès de fièvre, paludisme (voir page 40), **Quinine préventive** (voir page 41).

Dose maximum journalière : **1 gr. 50 centigrammes.**

Ether — Ampoules hypodermiques

Liquide incolore, s'évapore facilement, très inflammable.

Usage interne. — Digestions pénibles : Quelques gouttes sur un morceau de sucre.

Usage externe. — Evanouissement, syncope : Faire respirer les vapeurs en brisant une ampoule sur un mouchoir.

Injections hypodermiques dans syncope grave, mort apparente.

Ipéca — Paquets de un gramme

Poudre gris jaunâtre sans odeur.

Usage interne. — Accès de fièvre avec vomissements bilieux ; Indigestions ; Empoisonnements ; Pénétration de corps étrangers dans l'estomac ; Embarras gastrique :

Donner un paquet d'ipéca en trois fois de cinq minutes en cinq minutes. Faire boire de l'eau tiède abondamment après chaque vomissement.

Opium (poison) — Pilules d'extrait d'opium et de 0 gr. 05 centigrammes

Usage interne. — Coliques ; Diarrhée ; Gastralgie ; Rhume avec toux nocturne obsédante ; Hémoptysies ; Névralgies rebelles ; Crises nerveuses ; Délire agité :

Une ou deux pilules dans la journée.

Plaie pénétrante de l'abdomen : Deux pilules immédiatement pour immobiliser l'intestin. Dose maximum journalière : deux pilules

Permanganate de potasse (poison) — Paquets ou comprimés de 0 gr 25 centigrammes

Petits cristaux métalliques violets.

Usage externe. — Lavage de plaies ; Conjonctivites ; Bains locaux pour les affections vénériennes :

Mettre un comprimé ou le contenu d'un paquet dans la cuvette préalablement flambée et remplie aux deux tiers d'eau bouillie. Agiter la solution ; ne l'utiliser que lorsque la teinte violette est uniforme.

Piqûres venimeuses (voir page 63).

Stérilisation et clarification des eaux sales et fétides. — Lorsqu'on se trouve dans la nécessité de boire de l'eau croupie, souillée et surtout quand on aperçoit dans le puits des débris d'animaux morts comme il arrive quelquefois, on peut rendre cette eau stérile et pure au moyen du Permanganate de potasse.

Enveloppez un comprimé dans une épaisseur de toile (le coin d'un chèche) et agitez l'eau à traiter avec le petit tampon que vous avez ainsi formé. L'eau deviendra jaune, car la couleur violette qui s'échappera du tampon ne subsistera pas au début. Agitez jusqu'au moment où cette couleur paraîtra devenir stationnaire. Attendez un instant. L'eau passera peut-être au brun, ne vous inquiétez pas, il suffira de la filtrer suffisamment pour la rendre claire. Installez alors une serviette sur quatre petits piquets de bois plantés en terre, remplissez cette serviette de **sable de dune** et passez lentement votre eau à travers. Il faudra peut-être deux ou même trois passages, mais vous devez obtenir une eau limpide, sans aucune odeur et sans aucun goût désagréable. Par ailleurs elle aura les plus grandes chances de ne contenir aucun microbe dangereux.

Ce procédé de filtration est simple, pratique et très suffisant : nous l'employons couramment.

Pilules de Segond — Ipéca, Calomel, Extrait d'opium, Sirop de nerprun

Usage interne. — Dysenterie (voir page 39).
Rhume, Bronchite (voir page 35).
Dose maximum journalière : **6 pilules**.

Salicylate de Soude — Paquets de 2 grammes — Sel blanc

Usage interne — Rhumatismes ; Douleurs ; Névralgies :
Dose maximum journalière : **4 grammes** pendant trois jours au plus.

Teinture d'iode — Liquide brun, s'évapore facilement

Usage externe. — Badigeonnages : Plaies récentes ; Rhume ; Angine ; Douleurs articulaires.

Usage interne. — A l'intérieur : Huit gouttes au début d'un accès de fièvre.

Fabrication instantanée. — L'été saharien avec ses températures de 75° au soleil et 52° à l'ombre ne permet pas de transporter de la teinture d'iode sans que les vapeurs très actives de cette solution alcoolique ne forcent les fermetures les mieux conditionnées et n'aillent détériorer les objets environnants. Nous éviterons cet inconvénient en fabricant au moment même la teinture nécessaire ; pour cela il suffira, au départ, de mettre dans le flacon étiqueté « teinture d'iode » 10 grammes d'iode métallique en paillettes ; la sacoche contenant déjà l'alcool à 90° nous avons tous les éléments nécessaires. Avez-vous besoin de teinture ?

Remplissez l'œillère (qui contient de 10 à 12 gr.) d'alcool à 90°, versez-y quelques paillettes d'iode, remuez avec le pinceau. La dissolution est rapide ; en quelques minutes la teinture est prête à être utilisée. C'est extrêmement simple.

Aucun danger n'est à craindre. Cette préparation, à la portée de tout le monde, ne peut même atteindre le titre de concentration de la teinture du commerce qui est à saturation dans un alcool pur et frais.

Recommandations. — On veillera à ne tremper le pinceau que dans la partie superficielle de la solution pour éviter de puiser une paillette d'iode incomplètement dissoute. L'alcool manquant peut-être remplacé par l'alcool de menthe qu'on emporte si souvent avec soi.

TABLE ALPHABÉTIQUE DES MATIÈRES

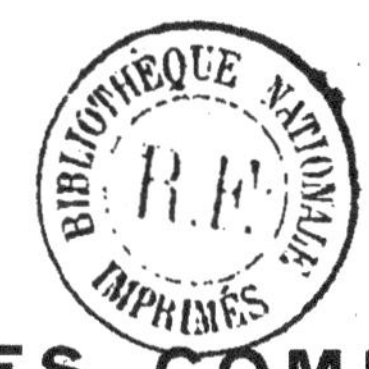

NOTES COMPLÉMENTAIRES

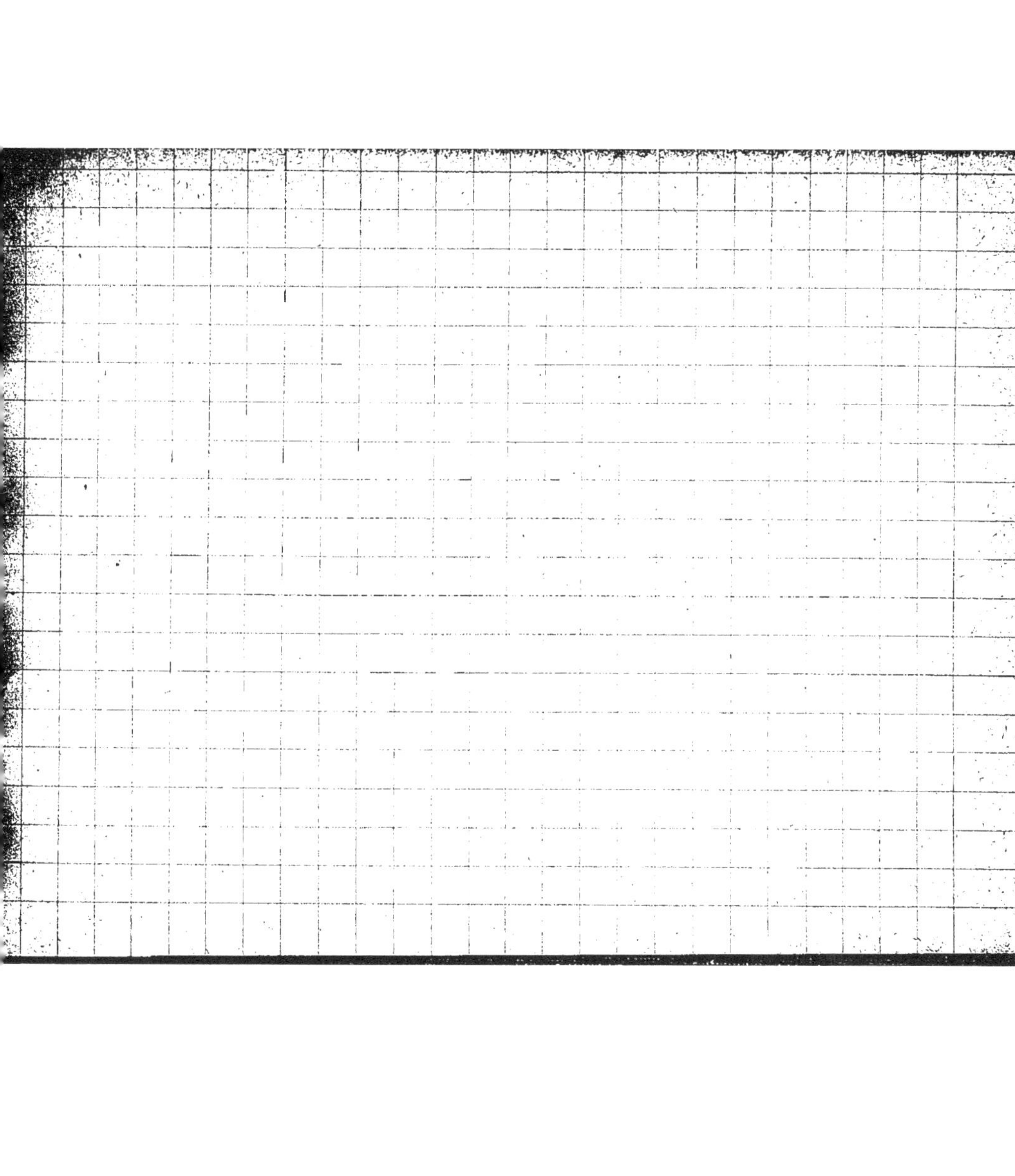

« Je le pansai : Dieu le guérit »

AMBROISE PARÉ.

www.ingramcontent.com/pod-product-compliance
Ingram Content Group UK Ltd.
Pitfield, Milton Keynes, MK11 3LW, UK
UKHW021231230726
13926UKWH00003B/1366